儿科常见疾病诊疗新进展

孙　媛　隋媛媛　赖永森　姜春平　陈春琴　李帅帅 ◎ 主编

吉林科学技术出版社

图书在版编目(CIP)数据

儿科常见疾病诊疗新进展/孙媛等主编. --长春：
吉林科学技术出版社，2024.6. --ISBN 978-7-5744
-1650-5

I.R72

中国国家版本馆 CIP 数据核字第 20243LQ969 号

儿科常见疾病诊疗新进展

主　　编　孙　媛　等
出 版 人　宛　霞
责任编辑　梁丽玲
封面设计　石　加
制　　版　石　加
幅面尺寸　185mm×260mm
开　　本　16
字　　数　150 千字
印　　张　10.25
印　　数　1~1500 册
版　　次　2024 年6月第1 版
印　　次　2024年12月第1次印刷

出　　版　吉林科学技术出版社
发　　行　吉林科学技术出版社
地　　址　长春市福祉大路5788 号出版大厦A 座
邮　　编　130118
发行部电话/传真　　0431−81629529 81629530 81629531
　　　　　　　　　　81629532 81629533 81629534
储运部电话　0431−86059116
编辑部电话　0431−81629510
印　　刷　三河市嵩川印刷有限公司

书　　号　ISBN 978−7−5744−1650−5
定　　价　65.00元

《儿科常见疾病诊疗新进展》

编委会

主　编

孙　媛　青岛市市立医院

隋媛媛　青岛西海岸新区妇幼保健计划生育服务中心

赖永森　深圳市第四人民医院（萨米医疗中心）

姜春平　山东省妇幼保健院

陈春琴　江西省赣州市南康区第一人民医院

李帅帅　安丘市人民医院

副主编

李春迎　山东省聊城市人民医院

郭建军　重庆市长寿区人民医院

林慧慧　山东省聊城市人民医院

杨　欣　赣南医科大学第一附属医院

苏　婷　宁夏第五人民医院

刘润宁　重庆医科大学附属巴南医院（重庆市巴南区人民医院）

陈桂东　金湖县中医院

前　言

  本书汇集了近年来儿科常见疾病的最新研究成果和临床实践经验，系统介绍了儿科临床常见疾病的临床诊治的内容，包括呼吸系统疾病、消化系统疾病、传染性疾病、新生儿疾病等常见疾病的诊疗，对各种疾病的病因、诊断、预防、治疗等进行了详细的描述，还对儿科保健、儿科常见疾病护理进行了全面的阐述。本书内容丰富，资料新颖，紧扣临床，实用性强，希望对广大基层儿科临床医务工作者提高临床诊疗水平起到一定的指导和帮助作用。

目　录

第一章　消化系统疾病 ————————————————————————1

　　第一节　胃食管反流 ——————————————————————1

　　第二节　小儿胃炎 ————————————————————————4

　　第三节　小儿腹泻 ————————————————————————9

　　第四节　消化性溃疡 ——————————————————————24

　　第五节　急性坏死性肠炎 ——————————————————34

　　第六节　肠痉挛 ————————————————————————37

　　第七节　急性胰腺炎 ——————————————————————38

第二章　呼吸系统疾病 ————————————————————————42

　　第一节　急性上呼吸道感染 —————————————————42

　　第二节　急性感染性喉炎 ——————————————————46

　　第三节　肺炎 ——————————————————————————48

　　第四节　支气管哮喘 ——————————————————————62

　　第五节　肺脓肿 ————————————————————————69

　　第六节　肺水肿 ————————————————————————74

　　第七节　肺不张 ————————————————————————78

　　第八节　阻塞性肺气肿 ————————————————————80

第三章　传染性疾病 ————————————————————————83

　　第一节　麻疹 ——————————————————————————83

　　第二节　风疹 ——————————————————————————87

　　第三节　幼儿急疹与水痘 ——————————————————90

第四节　传染性单核细胞增多症 —————————————————————— 95

第五节　流行性出血热 ————————————————————————————— 99

第四章　新生儿疾病 —————————————————————————————— 105

第一节　新生儿呼吸窘迫综合征 —————————————————————— 105

第二节　新生儿败血症 ————————————————————————————— 109

第三节　新生儿持续肺动脉高压 —————————————————————— 113

第四节　新生儿高胆红素血症 —————————————————————————— 116

第五节　早产儿管理 —————————————————————————————————— 120

第五章　儿童保健 ———————————————————————————————— 128

第一节　各年龄期儿童的保健重点 ———————————————————— 129

第二节　儿童保健的具体措施 —————————————————————————— 132

第六章　儿科常见疾病护理 ———————————————————————— 140

第一节　急性上呼吸道感染护理 —————————————————————— 140

第二节　急性感染性喉炎护理 —————————————————————————— 141

第三节　急性支气管炎护理 ——————————————————————————— 142

第四节　支气管哮喘护理 ——————————————————————————————— 143

第五节　肺炎护理 ——————————————————————————————————————— 144

第六节　病毒性心肌炎护理 ——————————————————————————— 145

第七节　病毒性脑炎和脑膜炎护理 ———————————————————— 147

第八节　小儿腹泻护理 ————————————————————————————————— 148

第九节　惊厥护理 ——————————————————————————————————————— 149

第十节　手足口病护理 ————————————————————————————————— 151

参考文献 —— 153

第一章　消化系统疾病

第一节　胃食管反流

胃食管反流是指胃、十二指肠内容物反流入食管，分生理性和病理性。在小儿绝大部分是生理性的。Stephen 等将小儿胃食管反流分为三种类型：生理性反流、功能性反流（或称易发性呕吐）、病理性反流。

小儿胃食管反流有显著特点，大多数胃食管反流随着小儿年龄的增长而逐渐减轻。当反流时，造成的直接病理损害是反流性食管炎。食管黏膜充血、肿胀、渗出，出现糜烂、溃疡。

一、诊断

（一）病史

胃食管反流症状多在出生后 6 周内开始，至 18 个月时约有 60% 的患儿症状消失，其余 30% 持续存在，某些症状直至 4 岁。

1.呕吐

呕吐这是最常见的症状，生后第 1 周即可出现，表现为溢乳、轻度呕吐或喷射性呕吐。常在进食后发生，有时在夜间或空腹时发生。

2.营养不良

这主要表现为体重不增。

3.食管炎

食管炎表现为不安、易激惹或拒食、流涎，如发生糜烂或溃疡，可出现呕吐及便血。

4.呕吐物误吸

这可引起窒息、呼吸暂停、发绀，可突然死亡。早产儿更为常见，是早产儿呼吸暂停中一个不可忽视的原因。

5.呼吸道疾病

胃食管反流可引起复发性肺炎、慢性支气管炎、窒息、难治性哮喘、肺脓肿、婴儿猝死综合征等。

（二）查体

患儿无特有的体征，当并发呼吸道疾病时可有相应的临床体征。

（三）辅助检查

1.食管钡剂造影

在判断小儿胃食管反流的方法中，食管钡剂造影是常用且有价值的检查方法。诊断的检出率为 25%～75%。

2.食管镜检

对有的胃食管反流患儿，若有不能解释的呕血、吞咽困难或吞咽疼痛，纤维食管镜检查有助于确定食管炎的存在。

3.B 超检查

超声检查对婴儿是一种较准确的无创伤性的检查方法。诊断胃食管反流的阳性标准是，发现有半段食管充盈，且在食管下段有液体来回流动。

（四）诊断要点

凡是临床上有原因不明的溢奶、呕吐、反复发作的慢性呼吸道感染、哮喘、胸腹痛、咽下困难、早产儿呼吸暂停、窒息、鼻窦炎、不明原因的发育迟缓、营养不良、贫血、婴儿原因不明的激惹、夜间哭闹、进食后哭闹、拒食、鬼脸等，应考虑胃食管反流。

二、治疗

（一）内科疗法

多数患儿可通过内科保守疗法治愈，主要是药物治疗：有促胃肠道动力药、抑酸药及辅助治疗的消化道黏膜保护剂。

1.促胃肠道动力药

多潘立酮每次 0.3mg/kg，3～4 次/d，饭前 15～30min 口服。西沙必利每次 0.2mg/kg，3～4 次/d，饭前 15～30min 口服。

2.抑酸药

西咪替丁 20～40mg/（kg·d），口服，4 次/d。雷尼替丁 10～20mg/（kg·d），口服，2 次/d。奥美拉唑 0.7mg/（kg·d），口服，1 次/d。

3.消化道黏膜保护剂

十六角蒙脱石：可结合胃酸，提高黏液的质量，对食管黏膜起修复与保护作用，对反流性食管炎有较好的疗效。

（二）外科疗法

如经过积极的内科治疗 6 周以上，疗效不明显，应考虑外科治疗。

三、诊疗体会

（一）诊断方面

根据病史可诊断，且呕吐为溢乳，不含胆汁，改变体位可减轻症状。辅助检查中食管钡剂造影是常用而有价值的检查方法。超声检查也是较准确的无创伤性检查方法。

（二）治疗方面

大部分患者是生理性反流，通过改进喂养方法就可自愈。

四、患者教育

因大部分患儿是生理性反流，所以家长不必紧张，通过改变体位/合理喂养，基本可自愈。患儿采用俯卧位，头部抬高 30°，可使反流减少或消失。较大的儿童睡眠时应采取右侧卧位，上半身抬高，此体位有利于胃排空。体位疗法的效果上婴儿优于儿童。饮食调整上可采用黏稠、糊状食物喂养，减少每次进食量，减少食物中的脂肪、巧克力、咖啡等含量。

第二节　小儿胃炎

胃炎是由于物理性、化学性及生物性有害因子作用于人体，引起胃黏膜发生的炎症性病变，占小儿胃病 80%左右，年龄不同，临床症状表现不同，一般结合病史及胃镜检查确诊，个别病例依据病理检查确诊。可分为急性胃炎和慢性胃炎两种。

一、急性胃炎

起病较急，症状以腹痛多见，食欲不振、恶心、呕吐。重者可出现呕血、黑便、水电解质紊乱、酸碱失衡等。有感染者常伴有发热等全身中毒症状。

（一）诊断

1.病史

多为继发性，是由急性重症感染、休克、呼吸衰竭、严重烧伤、创伤等其他危重疾病所导致的应激反应。患儿可能服用对胃黏膜有损害的药物，如保泰松、吲哚美辛、阿司匹林或肾上腺皮质激素；胃内有异物；食物过敏；误服腐蚀剂；摄入细菌或毒素污染物等。

2.查体

主要具有原发病的体征。腹部触诊剑突下、脐周围或全腹有明显压痛。如果因吞服或误服强酸、强碱而引起急性腐蚀性胃炎，可见唇、口咽、食管黏膜损伤。不同腐蚀剂可见不同颜色的灼痂，硫酸可致黑色痂，盐酸可致灰棕色痂，硝酸可致深黄色痂，醋酸可致白色痂，强碱可致透明性水肿。

3.辅助检查

（1）胃镜检查：胃黏膜充血、水肿、糜烂、出血。

（2）病理组织学检查：上皮细胞变性、坏死，固有膜显示中性粒细胞浸润。没有或极少淋巴细胞、浆细胞，腺体细胞变性坏死。

（二）治疗要点

1.一般治疗

去除病因，治疗原发病，避免刺激性药物和食物。纠正水、电解质紊乱及酸碱失衡。

2.药物治疗

使用抗酸药、胃黏膜保护药及止血药。

（1）抗酸药：H_2受体阻断药最常用。西咪替丁、雷尼替丁或法莫替丁静脉滴注或口服。病情严重者可用质子泵抑制药如奥美拉唑、兰索拉唑。

（2）胃黏膜保护药：氢氧化铝凝胶 10～30mL/次，3 次/d，口服；枸橼酸铋钾（三钾二枸橼酸铋）120mg，4 次/d 或 240mg，2 次/d，口服；十六角蒙脱石加水调成糊状，口服。十六角蒙脱石用量：<1 岁，1 袋/d；1～2 岁，1～2 袋/d；2～3 岁，2～3 袋/d；>3 岁，3 袋/d。以上均分为 3 次，于每次饭前 1h 口服，重者首剂加倍。

（3）止血药：出血量大者，在抗酸药的同时加用止血药。

去甲肾上腺素：4℃ 500mL 盐水中加 6～8mg 去甲肾上腺素，混匀后取 50～100mL，口服。

凝血酶：巴曲酶静脉滴注或口服。

中药复方：五倍子液口服。

（4）其他：对于误服腐蚀剂的患儿，必须及早抢救，立即饮蛋清或牛乳，强酸在牛乳稀释后可用制酸剂。强碱不用酸中和，因酸碱反应所产生的热能加剧损伤。如损伤不重或来诊很及时，可试用细软的硅胶管洗胃、抽出腐蚀剂，但应慎用，防止穿孔。同时给输液、镇静、止痛，维持呼吸道通畅，密切观察病情变化。有胃穿孔者及时外科治疗。

二、慢性胃炎

慢性胃炎是有害因子长期反复作用于胃黏膜引起损伤的结果，小儿慢性胃炎中以浅表性胃炎最为常见，占 90%～95%，萎缩性胃炎极少。病因迄今尚未完全明确。可能与以下因素有关：①幽门螺杆菌（HP）感染：活动性、重度胃炎者中 HP 检出率高达 90%～100%；②胆汁反流；③长期服用刺激性食物和药物，如粗糙、过硬、过冷、过热、辛辣的食品，经常暴饮、暴食，饮浓茶、咖啡及阿司匹林等非甾类体抗感染药及类固醇激素类药物；④精神神经因素：持续精神紧张、压力过大，可使消化道激素如促胃液素等分泌异常；⑤慢性系统性疾病；⑥其他因素：如 X 线照射、胃窦内容物滞留、遗传、免疫、营养等因素。

（一）诊断

1.病史

患儿有食欲不振、恶心、呕吐、腹胀、反酸等症状。持续或间断慢性腹痛，上腹或脐周痛多见，多与进食有关，进食和饭后腹痛多见，轻者为间歇性隐痛或钝痛，严重者为剧烈绞痛。胃黏膜糜烂出血者有呕血、黑便。

2.查体

腹部触痛多数位于上腹部、脐周，部分患儿部位不固定。

3.辅助检查

（1）胃镜检查：这是最有价值的安全、可靠的诊断手段。根据病变程度不同，可见黏膜广泛充血、水肿、糜烂、出血，有时可见黏膜表面的黏液斑或反流的胆汁。HP 感染胃炎时，可见到胃黏膜疣状结节样改变。同时可取病变部位组织进行幽门螺杆菌和病理学检查。

（2）X 线钡餐造影：多数胃炎病变在黏膜表面，钡餐造影难有阳性发现。胃窦部有浅表炎症者有时可呈现胃窦部激惹征，胃黏膜增粗、迂曲、锯齿状，幽门前区呈半收缩状态，可见不规则痉挛收缩。气、钡双重造影效果较好。

（3）病理组织学改变：上皮细胞变性，胃小凹上皮细胞增生，固有层黏膜炎症细胞浸润，腺体萎缩。炎症细胞主要是淋巴细胞、浆细胞。

①根据有无腺体萎缩诊断为慢性浅表性胃炎或慢性萎缩性胃炎；②根据炎症程度，慢性浅表性胃炎分为轻、中、重三级。轻度：炎症细胞浸润较多，多限于黏膜的浅表1/3，其他改变均不明显。中度：病变程度介于轻、重之间，炎症细胞累及黏膜全层的浅表 1/3～2/3。重度：黏膜上皮变性明显，且有坏死、胃小凹扩张、变长变深，可伴肠腺化生，炎症细胞浸润较重，超过黏膜2/3 以上，可见固有层黏膜内淋巴滤泡形成；③如固有膜炎症细胞浸润，应注明"活动性"。

（4）幽门螺杆菌（HP）感染检查：应常规检测有无 HP 感染。以下两项中任一项阳性可诊断：①胃窦黏膜组织切片染色见大量典型细菌；②胃黏膜 HP 培养阳性。以下四项中需有两项或两项以上阳性才能诊断：UC-尿素呼气试验阳性；胃窦黏膜组织切片染色见少量典型细菌；快速尿素酶试验阳性；血清学 HP-IgG 阳性或粪便 HP 抗原测定阳性。

4.诊断要点

根据病史、体检、临床表现、胃镜和病理学检查基本可以确诊。

5.鉴别诊断

由于引起小儿腹痛的病因很多，急性发作的腹痛应该与外科急腹症和肝、胆、胰、肠等腹内脏器的器质性疾病以及腹型过敏性紫癜相鉴别。慢性反复发作的腹痛应该与肠道寄生虫、肠痉挛、自主神经性癫痫等疾病相鉴别。

（1）肠蛔虫症：经常有不固定的腹痛、偏食、异食癖、恶心、呕吐等消化功能紊乱的症状，有时出现全身过敏症状；往往有吐虫或排虫史；粪便查找虫卵、驱虫治疗有效等可以协助诊断。随着卫生条件的改善，肠蛔虫症在我国已经大为减少。

（2）肠痉挛：婴儿多见，可出现反复发作的阵发性腹痛，腹部无异常体征，排气、排便后腹痛缓解。

（3）自主神经性癫痫：反复发作不固定性腹痛，腹部无异常体征，脑电图多有异常改变。

（二）治疗

1.一般治疗

去除病因，积极治疗原发病。养成良好的饮食习惯和生活规律。合理饮食，按时、适量进餐，避免过凉、过硬、辛辣饮食，尽量少用或不用损害胃黏膜的药物。

2.药物治疗

（1）H₂受体阻断药：用于腹痛明显及有上消化道出血者，治疗2周。

（2）解痉药：丙胺太林等。

（3）胃肠动力药：胃运动功能异常有呕吐或胆汁反流者，多潘立酮 0.3mg/（kg·次），或西沙必利 0.2mg/（kg·次），每日 3～4 次。有十二指肠胃食管反流者用药 1 个月。

（4）胃黏膜保护药：硫糖铝片、十六角蒙脱石（用法同前）等。

（5）合并 HP 感染，应进行抗 HP 治疗：阿莫西林 50mg/（kg·d），每日 3 次口服，2～4 周；甲硝唑片 25～50mg/（kg·d），每日 3 次口服；铋制剂如枸橼酸铋钾 6～8mg/（kg·d），每日 2～3 次口服，4～6 周为 1 个疗程。三联联合应用效果较佳。

（6）中药：胃康胶囊，成人 4 粒/次，3 次/d，口服，小儿酌减，有保护胃黏膜、制酸止血、镇痛、促进组织细胞再生功能。

（三）诊疗体会

1.诊断方面

对于长期反复发作性腹痛应该结合病史、临床表现、查体、放射线及胃镜检查综合进行判断和分析。胃镜检查是诊断小儿胃炎最直观、准确的方法，既往由于缺少小儿胃镜这一可靠的检查手段，又因小儿胃炎症状不典型，被误诊为其他疾病的较多，如肠蛔虫症、肠痉挛。不同年龄组症状表现不同，重症感染性疾病及新生儿窒息时，胃体部发生广泛的应激性糜烂性炎症、出血甚至溃疡，主要临床表现是呕血，其次为便血。学龄前小儿表现为脐周腹痛的较多。年长儿以剑突下疼痛为主且多与进食有关。

小儿胃炎多为浅表性胃炎，有消化道溃疡家族史的患儿多为疣状胃炎，少数胃炎为糜烂性、出血性、腐蚀性、药物反应性胃炎。对于腹痛的患儿应该详细询问是否近期内服用解热镇痛药物及激素类药物。

2.治疗方面

60%慢性胃炎的发生与 HP 感染有关，有消化性溃疡家族史的患儿，最好同时检查家人 HP 感染情况，在治疗患儿同时必须治疗家人，最好都根除 HP，才能减少或避免小儿胃炎的复发。

（四）健康教育

应培养良好的生活习惯，饮食定时定量，避免过度疲劳和精神紧张，避免食用刺激性食物，有呕血时应警惕大出血的可能，及时就医。

第三节　小儿腹泻

腹泻病是中国小儿第二位常见多发病，仅次于呼吸道感染。由于小儿营养及医疗卫生条件的改善，现今我国小儿腹泻病的病死率已降至以下（0.057%）。但发病率仍然较高，5 岁以下小儿每年患腹泻平均为 2～2.5 次/人。腹泻病多见于婴幼儿，2 岁以下者约占 75%。一年四季均可发病，在夏季（6～8 月）及秋冬季（10～12 月）有两个发病高峰。根据病因可分为感染性与非感染性两大类，其中感染性约占 85%以上。

一、诊断步骤

（一）病史采集要点

1.起病情况

急性腹泻起病较急，症状有轻有重，临床上有较大的差别。慢性腹泻起病情况不一，持续时间较久，在 2 个月以上。

2.主要临床表现

（1）主要症状：大便性状异常，呈稀便、水样便、黏液便或脓血便，大便次数增多。感染性腹泻多伴有发热、呕吐、倦怠。非感染性腹泻大便半稀呈不消化状，有奶瓣，水分不多。

（2）伴随症状：腹泻、呕吐严重者多伴有脱水、酸中毒。痢疾杆菌、侵袭大肠杆菌、沙门氏菌等侵袭细菌感染重者常伴有中毒症状如嗜睡、萎靡，甚至出现休克、呼吸衰竭等。此外尚有厌食与腹痛。

3.既往史

发病前可有不良卫生习惯。

（二）体格检查要点

轻度脱水者精神稍差，略有烦躁不安，皮肤稍干燥，弹性尚可，眼窝和前囟稍凹陷，哭时有泪，口唇黏膜略干，尿量稍减少。中度脱水者精神萎靡或烦躁不安。皮肤苍白、干燥，弹性较差，眼窝和前囟明显凹陷，哭时泪少，口唇黏膜干燥，四肢稍凉，尿量明显减少。重度脱水者精神极度萎靡，表情淡漠，昏睡甚至昏迷，皮肤发灰或有花纹、干燥、弹性极差，眼窝和前囟深陷，眼闭不合，哭时无泪，口唇黏膜极干燥。可因血容量明显减少而出现休克症状。

（三）门诊资料分析

1.血常规检查

如为细菌感染，白细胞总数增高，中性粒细胞增多；病毒感染则白细胞总数正常或降低。

2.大便检查

水样便（约占70%），镜检无异常或有少许（几个）白细胞，多为病毒或产毒素肠杆菌感染。黏液脓血便（约占30%），镜检可见白细胞增多，或见有红细胞，多为侵袭性细菌感染。

（四）进一步检查项目

1.血电解质（钠、钾、钙、氯、CO_2CP 等）、肾功能、血气分析

了解脱水性质、肾功能、酸中毒程度、电解质异常（低钾、低钙、低镁等）。

2.大便细菌培养

可培养出各种病原菌。

3.大便轮状病毒检查

阳性可见于轮状病毒腹泻。

4.大便寄生虫全套、大便涂片球杆菌比例、大便涂片找真菌菌丝

有时可协助了解腹泻的病因。

5.血清学检测

双份血清抗体检测有助于判断近期感染轮状病毒。其他检查尚有酶联免疫吸附试验（ELISA）、核酸电泳及 PCR 检测。

二、诊断对策

（一）诊断要点

根据腹泻病程、大便性状、大便的肉眼和镜检所见、发病季节、发病年龄及流行情况，估计最可能的诊断。

1.临床症状

诊断依据：大便性状异常呈稀便，水样便，黏液便或脓血便；大便次数较平时增多（＞1 次/d）。急性水样便腹泻，多为轮状病毒或产毒素性细菌感染。小儿尤其 2 岁以内婴幼儿，发生在秋冬季节，以轮状病毒肠炎可能性大。成人发生在 5～6 月要考虑成人型轮状病毒肠炎。发生在夏季以产毒性大肠杆菌肠炎可能性大。水样便多为病毒或产毒性大肠杆菌感染；黏液脓血便多为侵袭性细菌感染；水样便或米汤样便，腹泻不止伴有呕吐，迅速出现严重脱水，要考虑霍乱；黏胶或脓血便，要考虑为细菌性痢疾；如血多脓少，呈果酱样，多为阿米巴痢疾。此外，应考虑侵袭性细菌感染，如侵

袭性大肠杆菌肠炎、空肠弯曲菌肠炎或沙门菌肠炎等。

2.体征

（1）脱水体征：伴脱水者可见一般状况差，眼窝凹陷，口舌干燥，皮肤弹性差。

（2）低钾血症诊断要点：由于稀便失钾多、进食少、钾摄入不足等，几乎所有腹泻小儿均有缺钾。诊断时应注意，低血钾症的症状和体征是非特异性的，而且往往被原发病的症状掩盖，易被延误。虽然心电图低钾改变可早于临床症状，但其改变并非特异性，只能作为佐证。临床上当血清钾低于 3.5mmol/L 时为低钾血症，但应注意以下情况：①脱水未纠正前，由于血液浓缩，可使原来有钾缺乏的患儿血清钾表现正常；②代谢性酸中毒时，由于细胞内钾转移到细胞外，以及尿少时钾排出减少，使血清钾接近甚至高于正常。

3.大便检查

镜检可见白细胞增多和/或见有红细胞，多为侵袭细菌感染。镜检无异常或有少许白细胞，多为病毒或产毒性肠杆菌感染。

（二）鉴别诊断要点

1.坏死性肠炎

腹痛、腹胀明显，呕吐频繁，常伴高热及明显中毒症状。大便早期潜血试验阳性，渐出现血便。X 线腹部平片可见小肠局限性充气扩张、肠间隙增宽及肠壁囊样积气等表现。

2.肠套叠

常先有阵发性哭闹，继之排血水样或果酱样便，腹部可触及包块，钡剂或气体灌肠可见造影剂在结肠套入部受阻，出现杯状影。

（三）临床类型

在未明确病因之前，统称为腹泻病，病原明确后应按病原学进行诊断，如细菌性痢疾、阿米巴痢疾、霍乱、鼠伤寒沙门菌肠炎、致泻性大肠杆菌肠炎、空肠弯曲菌肠炎、成人型轮状病毒肠炎、蓝氏贾第鞭毛虫肠炎、隐孢子虫肠炎、真菌性肠炎等。

1.按照病程分类

（1）急性腹泻：病程在 2 周以内。

（2）迁延性腹泻：病程在 2 周～2 个月。

（3）慢性腹泻：病程在 2 个月以上。

2.按照病情分类

（1）轻型：无脱水，无中毒症状。

（2）中型：有轻至中度脱水或有轻度中毒症状。

（3）重型：有重度脱水或虽无脱水但有明显中毒症状（烦躁、精神萎靡、嗜睡、面色苍白、体温不升，白细胞计数明显增高）。

3.按照病因分类

（1）感染性腹泻：感染性分为霍乱、痢疾和其他感染性腹泻（亦可称为肠炎）。培养分离出病原体，则按病原学诊断，如沙门菌肠炎、轮状病毒肠炎、空肠弯曲菌肠炎等。

（2）非感染性腹泻：非感染性腹泻可根据病史、症状及检查分析。诊断为食饵性腹泻、症状性腹泻、过敏性腹泻、非特异性溃疡性结肠炎、糖原性腹泻等。

三、治疗对策

（一）治疗原则

婴幼儿腹泻是一组由多种病因引起的疾病，重者引起脱水及电解质紊乱。婴幼儿腹泻的治疗原则为预防脱水、纠正脱水、继续饮食、合理用药及预防并发症。

（二）治疗计划

小儿腹泻的治疗计划总体为继续饮食、加强护理、合理用药和防治脱水。

1.继续饮食

除严重呕吐者需暂时禁食外，小儿腹泻均应继续饮食。一般停食 4～6h 开始进食，少量多餐，可喂以米汤、粥、面条等，逐渐过渡到正常饮食。继续饮食的依据是，腹泻期间和恢复期适宜的营养供给对促进肠道黏膜绒毛形态、双糖酶活力、胰腺功能的恢复很重要。腹泻时相对的摄入不足是导致营养不良的重要原因。尤其慢性腹泻易致严重吸收不良和营养状态低下等一系列恶性循环。腹泻时营养物质的吸收减少约30%，但其大部分仍可消化、吸收、利用。而对于慢性腹泻患儿，合理进食能减少体重下降和生长停滞的程度，缩短康复时间，预防营养不良。WHO小儿腹泻治疗方案中首先强调继续喂养和哺乳。

继续饮食时应注意：

（1）母乳中含有多种抗感染成分，对细菌和病毒有特异性防御作用，且不易引起不耐受或过敏。故母乳喂养者可继续哺喂母乳，暂停辅食。

（2）人工喂养，6个月以下者可喂以米汤或水稀释的牛奶（1/3～1/2稀释奶），6个月以上者用粥、面条等少渣食品，少量多餐，逐渐过渡到正常饮食。

（3）病毒性肠炎多有双糖酶缺乏（主要是乳糖酶，其次是蔗糖酶、麦芽糖酶），因此，对疑似病毒性肠炎（尤其较重的轮状病毒肠炎）患者和小肠双糖酶缺陷者应暂停乳类，改为不含乳糖、蔗糖的豆制代乳品、去乳糖配方奶、发酵奶或豆浆，轮状病毒肠炎者用5～7d。

（4）可加用葡萄糖，但对少数小肠病变广泛的重型病例，葡萄糖与钠的耦联转运普遍受累，则宜慎用。

（5）严重频繁呕吐者可暂禁食4～6h（不禁水），时间宜短。

（6）对食物过敏和不耐受者应更换饮食，牛奶过敏者应避免牛奶制品，乳糜泻者应避免麦类食物。

（7）当常规治疗仍腹泻不止者，可选用要素饮食，酌情调整用量和浓度。

2.加强护理

措施包括：

（1）勤换尿布，注意外阴、肛门清洁处理，预防上行性泌尿道感染、尿布疹和臀部感染。

（2）对感染性腹泻者应隔离，防止交叉感染，消毒用具物品和处理粪便。

（3）指导喂养，防止呕吐误吸。

3.合理用药

根据不同病情合理使用下列药物。

（1）消化道黏膜保护剂：常用蒙脱石制剂如思密达。思密达是一种维护黏膜屏障制剂。该药是一种天然的铝和镁的硅酸盐，对病毒、细菌及毒素有强大的吸附作用，能抑制轮状病毒的复制、传播，并有一定的抑菌作用。思密达可与黏液蛋白相互作用，使黏液韧性增加，分布于肠腔表面，加强肠道黏膜屏障作用，有效阻止病菌微生物攻击。能加强、修复胃肠道黏膜的屏障作用，能与黏液蛋白结合，分布于肠腔表面，增强肠黏膜屏障，防止上皮细胞受损，以及固定、清除各种病毒、细菌和毒素，适用于各型腹泻。剂型为 3g/袋，1 岁以下 1/3 袋，每日 3 次；1～2 岁 1/2 袋，每日 3 次；2～3 岁 1/2 袋，每日 4 次；大于 3 岁 1 袋，每日 3 次。每袋溶于 30～50mL 液体，摇匀后于两餐间口服。

（2）止泻药物：由于腹泻有利于机体排除病原菌及其毒素，故感染性腹泻急性期一般不用止泻药，尤其腹泻早期或伴有中毒症状者，临床上常用的止泻药有 3 类。①抗肠动力药有收敛和抗蠕动作用：如复方地芬诺酯（每片含地芬诺酯 2.5mg，阿托品 0.025mg），2～5 岁 1 片，每日 2 次，6～8 岁 1 片，每日 3 次，9～12 岁 1 片，每日 4 次。盐酸洛哌丁胺，每次 0.1mg/kg，每日 2～3 次。该类药对于小儿及感染性腹泻者慎用；②抗分泌药：氯丙嗪或异丙嗪可抑制由 cAMP 和 cGMP 增加引起的分泌性腹泻；阿司匹林和吲哚美辛通过抑制前列腺素 E 合成，减少肠液分泌达到止泻目的；消旋卡多曲是脑啡肽酶抑制剂，通过与受体结合减低 cAMP 的水平而起抗分泌作用，是目前抗分泌性腹泻不良反应最小的新药；③吸附收敛剂：适用于急性腹泻恢复期，中毒症状消失而腹泻仍频者。常用碱式碳酸铋，有保护胃肠黏膜及收敛止泻作用，每次 0.15～0.6g，每日 3 次；鞣酸蛋白口服后在胃内不分解，到小肠分解出鞣酸使蛋白凝固而起收敛止泻作用，剂量为每次 0.125～0.5g，每日 3 次。

（3）消化酶和维生素：可口服胃蛋白酶、胰酶、多酶片等帮助消化，补充各种维生素尤其 B 类维生素，补充微量元素锌等，以促进肠黏膜修复。

（4）微生态疗法：肠道微生态对外来的致病菌及条件致病菌入侵具有生物拮抗作用，并对机体的免疫、营养等方面也具有重要意义。维持和调整肠道微生态平衡是防治腹泻的重要措施。微生态疗法有助于恢复肠道正常菌群生态平衡，抑制病原菌定植、侵袭，有利于控制腹泻。微生态调节剂分为三类：①益生菌制剂：包括活菌制剂和死菌制剂；②益生元制剂：包括低聚糖类、可溶性多糖（如果胶、瓜胶）和生物促进剂；③合生元制剂：为前两类的结合剂。微生态调节剂常用者有：①双歧三联活菌：由双歧杆菌、粪链球菌、乳酸杆菌组成的活菌制剂。剂量为每次 1～2 粒，每日 2～3 次；②金双歧：含长双歧杆菌、保加利亚乳杆菌、嗜热链球菌。剂量为每次 1～3 粒，每日 2～3 次；③丽珠肠乐：为双歧杆菌活制剂。剂量为每次 1～2 粒，每日 2 次，真菌感染时剂量加倍；④妈咪爱：含粪链球菌及枯草杆菌的散剂型。剂量为 2 岁以下每次 1 袋，每日 1～2 次；2 岁以上每次 1～2 袋，每日 2～3 次，注意调服时水温低于 40℃，还可加入牛奶、饮料、幼儿食品中服用；⑤乳酶生：含活乳酸杆菌，能分解糖产生乳酸，使肠道 pH 下降，抑制有害菌生长。剂量为每次 0.3～0.6g，每日 3 次；⑥乳酸菌素片：是以新鲜牛奶为原料，经乳酸菌发酵后的发酵液及乳酸菌体及其代谢产物的混合干燥物，能抑制大肠杆菌，且可与抗菌药物合用。每次 0.4～0.8g，每日 2～3 次。

（5）控制感染：病毒性肠炎和非感染性腹泻病不需要使用抗生素，以饮食调整和支持疗法为主。症状性腹泻以治疗原发病为主。非病毒性感染可选用以下抗生素，并依据病原菌培养药物敏感试验结果调整用药。①大肠杆菌、空肠弯曲菌、耶尔森菌、鼠伤寒沙门菌所致感染常选用氨苄西林、红霉素、卡那霉素、头孢霉素、呋喃唑酮、复方新诺明等。应注意用抗生素治疗大肠杆菌感染；②金黄色葡萄球菌所致肠炎应立即停用原来的抗生素，改用万古霉素、替考拉宁、半合成耐青霉素酶的新青霉素如苯唑西林、氯唑西林、双氯西林等；③假膜性肠炎：选用万古霉素、甲硝唑、杆菌肽；④真菌性肠炎可用制霉菌素或克霉唑，白血病化疗后引起者选用氟康唑、咪康唑、伊曲康唑、两性霉素 B 及脂质体两性霉素 B；⑤寄生虫肠炎如为蓝色贾第鞭毛虫所致者可用甲硝唑、替硝唑或丙硫苯咪唑、呋喃唑酮。

（6）对症治疗：呕吐频繁者可用甲氧氯普胺，每次 0.15～0.3mg/kg 肌内注射，或用氯丙嗪，每次 0.5～1mg/kg 肌内注射。腹胀者应及时补充钾盐预防缺钾，若为肠道细菌分解糖产气者可用肛管排气，或肌内注射新斯的明，每次 0.05～0.1mg/kg。

4.防治脱水

先评估有无脱水、脱水程度，再根据病情及实验室检查选择方案治疗。脱水往往是急性腹泻导致死亡的主要原因，因此，合理的液体疗法是降低病死率的关键。液体疗法的目的是纠正体内已经存在的水及电解质的紊乱；恢复和维持血容量、渗透压、酸碱度和电解质成分的稳定，维持机体的正常生理功能。应根据病史、体格检查及必要的实验室检查结果综合分析水及电解质紊乱的程度、性质，以确定液体疗法的方案。

脱水往往是急性腹泻死亡的主要原因，合理的液体疗法能纠正水、电解质紊乱及酸碱失衡，是降低死亡率的关键。轻度脱水者主要用 ORS 口服补液，中度脱水时可先静脉补液，重度脱水者第一天应予静脉补液。静脉补液应做到"三定、三先、三见"原则。三定包括定量（定输液总量）、定性（定输液种类）、定速（定输液速度）；三先包括先盐后糖、先浓后淡、先快后慢；三见即为见酸补碱、见尿补钾、见惊补钙。

（1）定量：总量包括补充累积损失量、继续损失量和生理需要量。一般首日补液总量轻度脱水为 90～120mL/kg，中度脱水为 120～150mL/kg，重度脱水为 150～180mL/kg。先按 1/2～2/3 量给予，再视病情取舍余量。对营养不良、肺炎、心功能不全、学龄前儿童应酌减总量的 1/4～1/3。

（2）定性：溶液种类根据脱水性质而定，低渗、等渗、高渗性脱水分别补给 2/3 张、1/2 张、1/5～1/3 张含钠液。若临床上判断脱水性质有困难时，先按等渗性脱水处理。低渗性脱水若血钠浓度<120mmol/L，可补高张液如 3%氯化钠溶液，应用时需防止引起心力衰竭或肺水肿。慢性低钠血症则不宜快速纠正，以防发生严重的中央脑桥脱髓鞘病（或称渗透性脱髓鞘综合征）。高渗性脱水若血钠>160mmol/L，宜缓慢降低血钠，以每 24h 下降 10～15mmol/L 为宜，并可先予血浆或清蛋白 20mL/kg，或 4：3：2 液或等渗氯化钠液和等渗碳酸氢钠等量的混合液代替，于 1～2h 注完，以防血浆渗透压下降过快导致脑水肿、颅内压升高、惊厥甚至死亡。常用的 1/2 张液为 2：3：1 液（5%或 10% GS 500mL 加入 10% NaCl 15mL 及 5% NaHCO₃24mL）或 1：1 液（5%或 10% GS 500mL 加入 10% NaCl 20mL）；常用的 1/3 张液为 1：2 液（5%或 10% GS 500mL 加入 10% NaCl 15mL）；常用的 2/3 张液为 4：3：2 液（5%或 10% GS 500mL 加入 10% NaCl 20mL 及 5% NaHCO₃33mL）；扩容常用 2：1 等张液（5%或 10% GS 500mL 加入 10% NaCl 30mL 及 5% NaHCO₃，47mL，或 2 份 NS 加 1 份 1.4% NaHCO₃）。

（3）定速：主要分为三个阶段：①扩容阶段：重度或中度脱水伴有明显周围循环障碍者须从本阶段开始补液，以恢复有效循环量。用 2：1 等张含钠液 20mL/kg（≤300mL），30～60min 内快速滴注。适用于任何脱水性质者；②纠正脱水阶段：在扩容后根据脱水性质选用不同溶液（扣除扩容液量）静脉滴注以补充累积损失量，以每小时 8～10mL/kg 的速度将补液总量的 1/2 在 8～12h 补完。对于中度脱水无周围循环障碍者可直接从本阶段开始补液，不必先予扩容；③维持补液阶段：以每小时约 5mL/kg 的速度将补液余量于 12～16h 补完，以补充生理需要量和继续损失量。若脱水纠正、电解质正常，应修正补液方案，改为 1/5～1/4 张液。若吐泻缓解，可酌情减少补液量或改为口服补液。若呕吐频繁不能饮水者，可适量将 5%或 10%GS 加入上述液体中滴注以免发生高钠血症。

（4）纠正酸中毒：补碱量按公式计算，碱液需要量（mmol）＝（22-测得的 HCO_3^- mmol/L）×0.5×体重（kg），先予半量。若未做血气分析，可先按提高 HCO_3^- 5mmol/L 补给，1.4%NaHCO₃3mL/kg 可提升 HCO_3^- 1mmol/L。

（5）第二天及以后的补液：主要是在首日纠正脱水和电解质紊乱之后补充生理需要量和继续损失量，继续补钾，供给热能。可按 60～80mL/（kg·d），用 1/5 张液补充生理需要量。按丢多少补多少的原则，用 1/3～1/2 张液补充继续损失量。一般可改为口服补液。

（三）治疗方案的选择

1.纠正脱水

（1）口服补液疗法：小儿腹泻病所致脱水约90%为轻至中度脱水，除极少数呕吐剧烈不能经口服补液外，绝大多数均可用ORS口服补液。轻度脱水口服补液量50～80mL/kg，中度脱水80～100mL/kg，于8～12h将累积损失量补足；脱水纠正后将余量用等量水稀释按病情需要随意口服。重度脱水者，当静脉补液纠正低血容量性休克后，患儿能口服尽快改为口服补液。因此，医生要不断提高对小儿腹泻病的认识，同时大力宣传ORS的好处，向家长讲明ORS口服是治疗腹泻脱水最简便、经济、高效的方法。WHO强调使用ORS，在广大农村可就地取材，如稀粥、面汤或糖盐水，均可用作口服补液，且效果好，应大力推广。口服补液的简易配制方法有：①米汤加盐溶液：米汤500mL+细食盐1.75g（一个啤酒瓶盖的一半），随时口服，能喝多少给多少。该液体为1/3张且不含双糖，是预防脱水最佳液体；②糖盐水：清洁水500mL+白糖10g（2小勺）+细食盐1.75g，煮沸后服用，服法同前；③口服补液盐（ORS）：该液体为2/3张，口服时适当增加水量以减少张力，尤其病毒性肠炎排水样便时，用于预防脱水时，应稀释1倍后口服，加服母乳或白开水稀释。近年推荐用低渗葡萄糖ORS配方，总渗透压为200～250mmol/L，尚未推广应用。

（2）静脉补液：首先确定补液的总量、组成、步骤和速度。补液总量包括补充累积损失量、继续损失量及供给生理需要量三个方面。①补充累积损失量：指补充发病后至补液时所损失的水和电解质量。根据脱水严重程度而定：原则上轻度脱水补50mL/kg，中度脱水补50～100mL/kg，重度脱水补100～120mL/kg。实际应用时一般先按上述量的2/3量给予。根据脱水性质而定：一般而论，低渗性脱水补充较高张溶液，等渗性脱水补充1/2张溶液，高渗性脱水补充低张溶液；若临床判断脱水性质有困难，可先按等渗性脱水处理；有条件者最好测血钠含量，以确定脱水性质。补液速度：累积损失量应在开始输液的8～12h补足，重度脱水或有循环衰竭者，应首先静脉推注或快速静脉滴入以扩充血容量，改善血液循环及肾功能。一般使用2:1等张含钠液（2 份生理盐水加 1 份 1.4%碳酸氢钠）20mL/kg，总量不超过 300mL，于 30～60min 内静脉推注或快速滴入；②补充继续损失量：指补液开始后，因呕吐腹泻等继续损失的液体量。应按实际损失量补充，但腹泻患儿的大便量较难准确计算，一般根据次数和量的多少大致估计，适当增减。补充继续损失量的液体种类，一般用 1/3～1/2 张含钠液，于 24h 内静脉缓慢滴入；③供给生理需要量：小儿每日生理需水量为 60～80mL/kg，钠、钾、氯各需 1～2mmol/kg。这部分液体应尽量口服补充，口服有困难者，给予生理维持液（1/5 张含钠液+0.15%氯化钾），于 24h 内均匀滴入。

在实际补液中，需要对上述三方面综合分析，混合使用。简要地说，一般对腹泻丢失液体引起脱水的总补液量为轻度脱水 90～120mL/kg，中度脱水 120～150mL/kg，重度脱水 150～180mL/kg。关于补液成分，等渗性脱水补 1/2 张含钠液，低渗性脱水补 2/3 张含钠液，高渗性脱水补 1/3 张含钠液，并补充钾，再根据治疗反应，随时进行适当调整。

一旦患儿能饮水，应尽量改用 ORS 口服液，补液 6～7h 重新评估脱水病情，以选择合适的方案继续治疗。

鼻饲管补液：如无静脉输液条件，可用鼻胃管点滴 ORS 液，20mL/（kg·h），连续 6h（总量 120mL/kg），病情好转后改用口服补液。

2.预防脱水

及时补充继续丢失，原则是丢多少、补多少。继续丢失液体的电解质浓度在各种疾病中各不相同。其他疾病如充血性心力衰竭、休克、糖尿病酮症酸中毒及急慢性肾功能衰竭等的液体疗法各不相同，要参考原发疾病的治疗。

3.合理用药

合理用药首先是合理使用抗生素。临床上治疗腹泻病滥用抗生素的现象十分严重，后果是造成肠道菌群失调，破坏了肠道的生态平衡，使腹泻变得迁延或加重；另外，可造成细菌耐药性的增加。急性水样便腹泻占腹泻病的比例约 70%，其多为病毒或产肠毒素细菌感染，一般不用抗生素，只需液体疗法，患儿可以自愈。黏液脓血便腹泻占30%，多为侵袭性细菌感染，在无细菌培养结果前，选用当地一种有效的抗生素，治疗48h后病情未见好转，可考虑更换另一种抗生素。特殊病原所致肠炎的药物治疗则选取相应的药物。

（1）抗生素使用：经专家们对腹泻病原监测，63.4%小儿腹泻是轮状病毒及产量大肠杆菌所致水样便，可以不用抗生素。通过液体疗法，患者获得足够液体，可以自愈。部分患者可采用微生态疗法或维护黏膜屏障治愈，以及中草药治疗，可取得极好的疗效。抗生素仅适用于30%左右泻脓血便患儿。腹泻患儿滥用抗生素，可导致细菌耐药性增加，菌群失调，反而加重腹泻。

（2）抗病毒药物应用：轮状病毒性肠炎导致秋季腹泻，不用抗生素，可选用抗病毒药物或中草药。①潘生丁：剂量3～5mg/（kg·d），分3次口服，连用5d。潘生丁能抑制二氧嘧啶核苷、腺苷和脱氧嘧啶进入细胞内，选择性抑制病毒RNA和DNA合成，阻断病毒复制。其与654-2合用，还能改善肠道微循环，有利于肠黏膜功能恢复。654-2剂量0.5mg/kg，静脉滴注，1次/d；②干扰素：剂型为每安瓿0.3mL，含α-干扰素40万U，按1万U/（kg·次），肌内注射，每日2次，疗程5d。其主要作用是阻断病毒的繁殖和复制，不进入宿主细胞可直接杀死病毒，亦能改善巨噬细胞的吞噬功能，防止病毒进入正常细胞；③利巴韦林：剂量10～15mg/（kg·d），分次肌内注射或静脉滴注。利巴韦林对RNA和DNA病毒均有抑制作用，其药理机制是通过抑制肌苷酸5-磷酸脱氢酶阻断肌苷酸变为鸟苷酸，使鸟嘌呤三磷酸化受阻，从而干扰病毒蛋白转录，阻止病毒复制；④其他：如维生素K、双黄连均具有抗病毒作用，各地均有报道。

（3）微生态疗法：调整肠道菌群的药物，目前主要是双歧杆菌及乳酸杆菌。其作用机制是，双歧杆菌占肠道菌总数的95%以上，在肠道内繁殖，能抑制大肠杆菌、白念珠菌的生长和繁殖，从而减少病毒的吸收，并能合成各种B族维生素，协助消化和吸收多种营养物质。

（4）肠黏膜保护剂：思密达治疗婴幼儿急性水样泻时，可明显缩短腹泻时间，减少水样便次数，使小儿体重迅速恢复，其主要作用除固定吸附病菌和毒素外，还通过保护受损肠黏膜，减少黏膜溶解和黏膜破坏而发挥疗效。同时它不干扰肠道正常吸收功能，不影响 ORS 治疗和正常喂养，故与 ORS 联合应用，效果更加显著。

（5）中草药：在我国应用中草药治疗腹泻较广泛，尤其广大农村。如葛根芩连汤、马蹄香、番桃叶、铁苋菜等。单方、复方、口服、外治均有卓效。

（6）其他：叶酸缩短病程，可能是叶酸对细胞 DNA 合成起关键作用，能促进肠黏膜刷状缘损害的上皮细胞正常再生。剂量为 5mg，每日 3 次。

4.纠正低钾血症

重度脱水患儿多伴有缺钾，需采用氯化钾治疗。补钾剂量为每天 200～300mg/kg，分 3～4 次口服，或配成 0.15%～0.2%浓度由静脉均匀输入，速度切忌过快，并需待有尿后才能静脉给钾。

一般情况下，急性低钾血症的患者要 4～6d 才能得到纠正。所以，补钾不能求急，当滴注过快时，即使总量不过大，也可造成危险的高血钾，甚至达到致死的浓度。即使存在明显缺钾时，也要减少补钾量及减慢速度。当代谢性酸中毒被纠正和输入的葡萄糖合成糖原时，细胞摄取钾的能力增大，此时的补钾量和速度均可适当增加及增快。尿少、尿闭时均不宜补钾，以免引起高钾血症。应遵守"先有尿，后补钾"的治疗原则。利尿后排钾增多和腹泻继续丢失钾等原因，必须及时补钾，以防低血钾症的发生。

钾盐的补充原则是分次、缓慢、持续。

（1）口服法：对缺钾不严重者，宜鼓励口服为最方便、有效且安全，可避免血钾突然升高。①多进含钾丰富的食品、果汁、水果等，易被患儿接受，又无钾盐刺激性；②氯化钾：根据低钾血症的程度，一般以 10%氯化钾溶液，按 2～4mL/（kg·d），分 3～4 次口服，最好以果汁稀释，饭后服用，可减少对胃肠道的刺激。其他钾盐制剂，如氯化钾缓释片等，婴儿急性腹泻较少应用。

（2）静脉滴注法：适用重症或不能口服者，最常用的是氯化钾溶液。①剂量：考虑到钾离子进入细胞需要的时间及条件，故无论缺钾多少，24h 内允许补充的钾总量不宜过多。一般病例 3～4mmol/（kg·d），相当于氯化钾 200～300mg/（kg·d）；重症或有继续大量失钾者可增至 4～6mmol/（kg·d），相当于氯化钾 300～450mg/（kg·d）。如同时能口服一部分者，静脉滴注时应减去口服量；②浓度：通常静脉滴注补充氯化钾的浓度规定为 20～40mmol/L（相当于 0.15%～0.3%）；③速度：较剂量、浓度重要，强调均匀缓慢。每日总量应在 8h 以上时间滴入。经验体会是，严重低钾血症时，在心电图及血钾监测下，可适当增加补钾浓度、加快补钾速度，可收到转危为安的效果。

停止补钾的指征：一般在脱水纠正、病情（如吐、泻）明显好转、进食热量达到平时一半以上、血清钾升至安全水平（3mmol/L 以上），可停止补钾。一般病例需 4～6d，严重者还应适当延长补钾时间。

5.补钙

佝偻病患儿在输液同时给予口服钙片或钙粉，每次 0.5g，每天 3 次。若出现手足搐搦症，立即给予 10%葡萄糖酸钙每次 1～2mL/kg，最大量<10mL，稀释后缓慢静脉滴注。个别抽搐患儿用钙剂无效时，应考虑低镁血症的可能，可测血清镁，低镁血症时用 25%硫酸镁每次 0.1mL/kg 深部肌内注射，每 6～8h 一次，每日 3～4 次，症状缓解后停用。

6.继续喂养

腹泻患儿应继续喂养，但喂养的食物根据病因不同给予。腹泻患儿的肠道因病变而不同于正常者，其消化吸收功能较正常时差。研究表明，轮状病毒感染后约 70%患儿出现乳糖酶活性降低或缺乏，慢性腹泻患儿中 68%肠黏膜乳糖酶活性低下。因此，对轮状病毒性肠炎和慢性腹泻病患儿给予不含乳糖的饮食，有条件的可用去乳糖的配方奶粉，没有条件可用谷类或麦类食品、豆乳和酸乳替代，至腹泻治愈后恢复正常饮食。在小婴儿腹泻的急性或迁延期，以无乳糖奶粉喂养，可减轻病情、缩短病程，疗效比其他治疗显著。无乳糖酶受损患儿，如母乳喂养者要继续母乳喂养，其他饮食喂养者，可根据患儿食欲、腹泻等情况，采取循序渐进的原则，由少到多，由稀到稠逐渐恢复至正常饮食。

第四节　消化性溃疡

消化性溃疡是指发生在胃及十二指肠的溃疡，儿童较成人少见。近年随着诊断技术的进步，如纤维和电子内镜的广泛发展，儿童发病率有明显增加的趋势。本病可见于小儿时期任何年龄段，包括新生儿期。

本病的病因及发病机制尚不十分清楚。目前多认为消化性溃疡是致溃疡因素与抗溃疡因素之间不平衡，致溃疡因素超过抗溃疡因素所引起的。致溃疡因素主要为胃酸和有活性的胃蛋白酶；抗溃疡因素包括胃黏液、黏膜屏障和黏膜下血液循环。胃溃疡主要由于胃黏膜抵抗力下降，十二指肠溃疡则与胃酸分泌增高有关。感染、气候、饮食习惯、情绪紧张、免疫、遗传等对本病的发生均有重要影响。幽门螺杆菌（HP）感染与本病发生有密切关系，尤其十二指肠溃疡与 HP 感染的关系最为密切。HP 具鞭毛、易弯曲，在微氧环境中繁殖，能在黏膜上游动或侵入黏膜，主要定居在胃窦部，刺激胃窦部 G 细胞分泌更多的胃泌素，增加的胃泌素刺激壁细胞分泌更多的胃酸，因而促发本病。

一、诊断步骤

（一）病史采集要点

（1）消化性溃疡一般病程较长，周期性发作和节律性疼痛是其特点。

（2）秋末、冬季以及变天、变节气时容易发作。

（3）主要症状：胃部（心窝部、上腹部）疼痛。胃溃疡疼痛多偏于左侧，十二指肠溃疡多偏于右侧。胃溃疡的疼痛节律是进食后 0.5～1h 舒适，接着开始疼痛，而胃完全排空后（约食后 4h）又感舒适，即进食→舒适→疼痛→舒适。十二指肠球部溃疡的疼痛节律是进食后 1.5h～4h 不疼痛，饥饿时（胃排空时）开始疼痛，直到下次进食才缓解，即进食→舒适→疼痛，称为"空腹痛"。

（4）其他症状：嗳气、反酸、流涎、恶心、呕吐等。

（5）不同年龄段尚有不同特点：①新生儿和婴儿常为急性，以继发性多见，多因胃肠出血和穿孔就诊，且常与其他疾病同时发生，如败血症、心脏病、呼吸窘迫综合征。因症状易被原发病掩盖，故病情较复杂，较难确诊；②幼儿主要症状为反复脐周疼痛，时间不固定，餐后常加重，或以反复呕吐、消化道出血为主要症状，往往伴食欲差、发育不良或消瘦；③年长儿临床表现与成人相似，主要为上腹部疼痛，疼痛局限于胃或十二指肠部，有时放射至后背部和肩胛部。胃溃疡大多在进食后痛，十二指肠溃疡大多在餐前或夜间痛，进食后疼痛常可缓解。但应注意这些特点在许多小儿并不突出。有些患儿因伴有幽门痉挛，常有呕吐、嗳气。部分病例平时无腹痛，可表现为大便隐血阳性，并有贫血；亦可表现为消化道出血。当大量急性或慢性失血或溃疡穿孔时，则可引起休克、贫血、腹膜炎、胰腺炎。

（二）体格检查要点

剑突下压痛是主要的阳性体征。此外，尚有消瘦、面色苍白、慢性病容等表现。

（三）门诊资料分析

对疑诊病例应作 X 线钡餐检查，龛影是溃疡的直接证据。但一次检查阴性，不能排除本病的可能性，因有 25% 的龛影需多次检查才能发现。龛影常位于十二指肠球后壁或前壁及幽门窦部小弯侧。小儿的检出率常较成人低，胃溃疡的检出率更低，此与小儿消化性溃疡浅而小、易于愈合以及钡剂通过较快有关。球部变形是陈旧性溃疡的征象。球部痉挛、胃蠕动及张力增加、胃潴留、球部充盈不佳、黏膜粗糙、紊乱、局部压痛等，可提示溃疡，但应结合临床进行分析才能确诊。

（四）进一步检查项目

1.胃镜检查

可确诊本病。胃镜下可见到溃疡凹陷底部有一层黄色或白色的坏死苔，周边充血水肿，甚至有渗血。如果胃溃疡的直径大于 2cm 或溃疡形态不好，基底僵硬、黏膜变脆，则可能是恶性溃疡（癌）或容易转变成溃疡性癌，需要特别注意，必须经常复查。胃镜检查能直接观察病变，了解病变的部位、形态、大小，并可取活检标本，诊断较为可靠。

年长儿多为慢性溃疡，溃疡一般为圆形或卵圆形，直径约数毫米，多为单发，偶见胃及十二指肠同时发生溃疡。溃疡可较浅表，呈糜烂状，也可深及黏膜下或肌层，甚至引起穿孔或累及血管引起出血。胃溃疡多位于胃小弯或胃窦部，十二指肠溃疡多发生于球部后壁。胃溃疡多位于胃小弯，越近幽门处越多见，尤多见于胃窦部。在胃底及大弯侧十分罕见。溃疡通常只一个，呈圆形或椭圆形，直径多在 2.5cm 以内。溃疡边缘整齐，状如刀切，底部通常穿越黏膜下层，深达肌层甚至浆膜层。溃疡处黏膜下层至肌层可完全被侵蚀破坏，代之以肉芽组织及瘢痕组织。十二指肠溃疡的形态与胃溃疡相似，发生部位多在十二指肠起始部（球部），以紧接幽门环的前壁或后壁最为多见。溃疡一般较胃溃疡小而浅，直径多在 1cm 以内。

新生儿及婴儿多为急性溃疡，黏膜上有出血性糜烂和小出血点，常为多发性，易愈合也易穿孔。

2.幽门螺杆菌检查

方法很多，包括快速尿素酶试验、细菌培养或活检标本组织切片染色检查细菌、血清抗体检测，以及碳 13 呼气试验等，均可用于 HP 感染的诊断。

3.胃液分析

显示胃酸偏高。

4.大便常规

活动性溃疡时，大便中常出现隐血。

二、诊断对策

（一）诊断要点

小儿消化性溃疡病的症状多不典型，诊断比较困难，如遇有下列表现者应考虑本病。

（1）患儿出现反复呕吐，尤其与进食有关时。

（2）反复上腹部痛，特别是夜间及清晨痛而又无寄生虫感染者。

（3）大便隐血阳性者。

（4）有溃疡病家族史且有胃肠道症状者。

（5）原因不明的呕血、便血和胃穿孔者。

（二）临床类型

可分为原发性溃疡与继发性溃疡两类。

1.原发性溃疡

年长儿多见，病程多呈慢性经过。

2.继发性溃疡

继发性溃疡又称应激性溃疡或急性溃疡，占婴幼儿溃疡病80%以上，发病与应激状态及药物相关。它是指机体受到重大伤害时，如严重脑损伤、烧伤、失血性休克或其他严重疾病，胃及十二指肠黏膜发生应激性损害。应激性溃疡病多见于新生儿及5岁以下的小儿。本病起病急剧，溃疡常系多发，其临床表现为无痛性大量失血。X线检查时见不到慢性炎症或龛影。颅脑损伤后的溃疡常位于胃及十二指肠的远端部位，其他疾病所致的溃疡多见于胃的近端部位。烧伤后引起的溃疡病常位于胃及十二指肠的近端部位。治疗主要采取有力措施进行止血。可用冰生理盐水洗胃止血、输血等。如内科治疗无效者可采用手术治疗结扎血管，并做迷走神经切断及幽门成形术。

（三）鉴别诊断要点

消化性溃疡的主要临床表现为腹痛、便血和呕血。

（1）腹痛：应与常见急腹症如肠痉挛、胆道蛔虫病及胆管痉挛相鉴别。

（2）便血：应与肠套叠、肠重复畸形、肠息肉、回肠远端憩室出血、过敏性紫癜相鉴别。

（3）呕血：婴儿期的呕血应与维生素K缺乏症、食管裂孔疝鉴别；儿童期的呕血应与肝硬化时的胃及食管静脉曲张出血相鉴别。

三、治疗对策

（一）治疗原则

治疗目的是促进溃疡的愈合，解除疼痛，防止复发及并发症。治疗原则是有效地中和胃酸或抑制胃酸分泌，降低胃蛋白酶的活性，保护胃十二指肠黏膜，清除幽门螺杆菌及其他不良因素。

（二）治疗计划

（1）诊断明确后，治疗分为抗酸、保护胃黏膜、对症治疗、抗 HP 治疗四个方面。

（2）治疗措施包括：①避免刺激性食物如酸、辣、生冷、油炸食物，避免应用损伤胃黏膜的药物，如红霉素、阿司匹林、非甾体抗感染药（NSAID）等。牛乳、豆浆易引起胀气，应少吃。少吃多餐会过多刺激胃酸和胃蛋白酶的分泌，对溃疡愈合不利。避免过度紧张、劳累，忌烟酒茶及汽水；②对难治性溃疡者，应排除胃泌素瘤、胃癌或合并其他器质性病变，治疗上可改用抗 HP 四联疗法-质子泵抑制剂+铋剂+阿莫西林+甲硝唑，和/或联用不同作用环节的抑酸剂受体阻断剂（如颠茄合剂）+H_2受体拮抗剂（西咪替丁）+胃泌素受体阻滞剂（如丙谷胺）；③手术治疗，有以下情况必须考虑手术治疗：溃疡合并穿孔；难以控制的溃疡大出血或反复出血经药物及内镜治疗不愈者；幽门完全梗阻，经胃肠减压等保守治疗 72h 仍无改善；慢性难治性疼痛，影响小儿正常的生活、营养和生长发育。

（三）治疗方案的选择

1.抗酸

H_2受体拮抗剂在消化性溃疡的治疗中具有一定作用，但若单用，不再是主要的治疗措施，常作为抗幽门螺杆菌治疗方案中抗分泌药物。每种药物（西咪替丁、雷尼替丁、法莫替丁、尼扎替丁）虽具有不同的效力和半衰期，但都是组胺 H_2 受体的竞争性拮抗剂。组胺在迷走神经和胃泌素刺激的酸分泌中具有重要作用，使得 H_2 受体拮抗剂能有效抑制基础酸分泌和由食物、迷走神经和胃泌素刺激引起的酸分泌，胃液量和由组胺引起的胃蛋白酶也相应下降。

H_2 受体拮抗剂可被胃肠道很好吸收，其生物利用度为 37%～90%，在服药后 30～60min 可发挥作用，其峰值在 1～2h，静脉给药的效应更为迅速，其作用持续时间与剂量成正比，范围为 6～20h，可生成几种无活性或活性较小的肝脏代谢物，但大部分以原形经肾脏被清除，用药时应根据肾功能而调节剂量。血液透析可清除 H_2 受体拮抗剂。西咪替丁具有轻微的抗肾上腺素能作用，表现为可逆性的男性乳房发育。据报道应用各种 H_2 拮抗剂可出现神志改变、腹泻、皮疹、药物热、肌痛、血小板减少症、窦性心动过缓及在快速静脉给药后可出现低血压，这可见于 <1% 的患者。西咪替丁可与 P450 微粒体酶相互作用，可延迟其他药物的代谢物（如苯妥英钠、华法林、茶碱、利多卡因）从该系统的清除，其他 H_2 拮抗剂的这种作用较西咪替丁小。

质子泵抑制剂是壁细胞顶端分泌膜上质子泵（酸）泵（即 H+/K+-ATP 酶）的强抑制剂。它能完全抑制酸分泌，而且作用时间很长。质子泵抑制剂是许多抗幽门螺杆菌治疗方案中的主要成分。在活动性十二指肠溃疡或胃溃疡抗菌治疗结束后，继续口服奥美拉唑每日 20mg 或兰索拉唑 30mg，连续 2 周，可促进溃疡愈合。当非甾体类抗炎药相关的胃溃疡或十二指肠溃疡患者需继续应用非甾体类抗感染药时，质子泵抑制剂对溃疡的愈合作用比 H_2 受体拮抗剂更有效。既往认为长期应用质子泵抑制剂易形成胃癌，但事实并非如此。同样服用质子泵抑制剂的幽门螺杆菌感染患者可出现胃萎缩，但并不引起化生，也不增加发生胃腺癌的危险性。理论上，长期的酸抑制可引起细菌过度生长、肠道感染和维生素 B_{12} 吸收障碍，但实际中并未观察到。

2.保护胃黏膜

（1）硫糖铝：硫糖铝是一种蔗糖-铝复合物，可促进溃疡愈合，它对酸的分泌量和胃泌素分泌没有影响，其可能作用机制为抑制胃蛋白酶与其底物的相互作用，刺激黏膜前列腺素的合成和结合胆盐。硫糖铝对已发生溃疡的黏膜具有营养作用，这可能与其结合多种生长因子并促进其在溃疡部位集中有关。在胃的酸性环境中，硫糖铝可以分解并在溃疡基底部形成屏障，保护胃黏膜免受酸、胃蛋白酶和胆盐的损害。硫糖铝的全身吸收极少，3%～5% 的患者可发生便秘，硫糖铝可与其他药物结合，干扰其吸收。

（2）抗酸药：可缓解症状，促进溃疡愈合和减少复发。它价格相对低廉，但每天需服用 5～7 次，合理抗酸药方案为餐后 1h、3h 及临睡前服用。抗酸药有两种：①可吸收的抗酸药（如碳酸钠）。产生快速、完全的中和作用，偶尔可短期使用以间歇性缓解症状，但因其可被吸收，持续应用可引起碱中毒；②不吸收的抗酸药（相对不溶解的弱碱）。由于全身性不良反应较少而常被选用，它可和盐酸相互作用，形成吸收差的盐，提高胃内 pH，当胃内 pH＞4.0 时，胃蛋白酶活性下降，胃蛋白酶可被某些制酸药所附。制酸药可干扰其他药物（如四环素、地高辛、铁剂）的吸收。氢氧化铝是一种相对安全的常用制酸药。由于铝在胃肠道内可结合磷酸盐，长期应用偶尔可导致磷缺乏，在酒精中毒、营养不良、肾脏疾病，包括正在接受血液透析的患者中，发生磷缺乏的可能性增加。氢氧化铝可引起便秘。氢氧化镁较氢氧化铝的作用更强，但可引起腹泻。为了限制腹泻，许多专利的制酸药中含有氢氧化铝和氢氧化镁，有的则含有氢氧化铝和三硅酸镁，后者中和胃酸的能力较弱。因为少量的镁可被吸收，所以对有肾脏疾病的患者，应慎重使用镁制剂。

（3）前列腺素：某些前列腺素（特别是米索前列醇）可抑制酸分泌和提高黏膜的防御机制。前列腺素衍生物在治疗消化性溃疡病中主要是作用于非甾体类消炎药诱发的黏膜损伤区域。对非甾体类消炎药诱发的溃疡高危患者（如过去曾发生过溃疡或溃疡并发症者，同时正在服用皮质激素者），在服用非甾体类消炎药的同时，推荐口服米索前列醇 200μg，每日 4 次（成人剂量）。米索前列醇的常见不良反应是腹部痉挛和腹泻，可见于 30%患者。

3.抗 HP 治疗

过去对胃和十二指肠溃疡的治疗集中于中和或降低胃液酸度，而现已转向根除幽门螺杆菌。对伴有急性溃疡的所有幽门螺杆菌感染的患者和过去经内镜或钡剂检查诊断为胃溃疡或十二指肠溃疡的患者，即使无症状或正在进行长期的抗酸治疗，也应考虑进行抗菌治疗，因为根除幽门螺杆菌可预防远期并发症，尤其对过去有并发症（如出血、穿孔）的患者，就更为重要。对幽门螺杆菌的抗菌治疗是不断发展的，因为没有一种抗生素能够治疗绝大多数的幽门螺杆菌感染，故不主张单一用药。最初推荐以铋剂为基础的三联疗法，现在受到其他疗法的挑战。不管应用何种疗法，抗生素的耐药性、医师的建议及患者的依从性是治疗成功的关键。

抗幽门螺杆菌治疗方案中，铋剂、甲硝唑和四环素联用治疗幽门螺杆菌感染是最常应用的治疗方案之一，连用 2 周可治愈 80% 的患者。现多推荐同时给予抗酸分泌的药物，连续 4 周，以促进溃疡愈合。质子泵抑制剂可抑制幽门螺杆菌感染，并可使溃疡快速愈合。由质子泵抑制剂引起的胃内 pH 升高可提高组织抗生素的浓度和效力，并可创造不利于幽门螺杆菌生存的环境。持续 2 周应用奥美拉唑和克拉霉素的两联疗法根除率约为 80%。有结果提示奥美拉唑或兰索拉唑加用两种抗生素的三联疗法连用 7～14d 是一种疗效高的方案，可治愈约 90% 的患者。以质子泵抑制剂为基础的三联疗法的主要优点是治疗周期短，每日只需 2 次给药，极好的耐受性和非常高的根除率，但价格较昂贵。

4.对症治疗和辅助治疗

腹胀、恶心、呕吐或胆汁反流者加用多潘立酮每次 0.3～0.5mg/kg，每日 3 次，西沙必利每次 0.1～0.2mg/kg，每日 3 次或铝碳酸镁每次 10mg/kg，每日 3 次。胃剧痛时，可加服复方氢氧化铝 1～2 片，每日 3 次，餐前服；或加服抗胆碱能药物如复方溴丙胺太林，1～2mg/（kg·d），分 3 次口服。由于复方溴丙胺太林减慢胃排空，而多潘立酮作为胃动力药能促进胃排空及增加食管的蠕动，故两者不能同时使用。

尚无证据表明改变膳食能促进溃疡愈合或防止复发，因此许多医师推荐只要剔除饮食中能引起患者不适的食物（如果汁、香料和脂肪食物）即可。牛奶曾作为治疗的主要食物，但不能促进溃疡愈合，实际上它可促进胃酸分泌。

5.手术

经过现行的药物治疗，需要手术的患者明显减少。适应证包括穿孔、内科治疗无效的梗阻、不能控制或反复的出血、胃溃疡恶变可能和内科治疗不能控制的顽固性症状。急性穿孔常需紧急手术，越是延迟，预后越差。手术后症状的发生率和类型随术式而异。

胃切除术包括胃窦切除术、半胃切除术、胃部分切除术及胃次全切除术（即切除胃的远端30%~90%，并做胃十二指肠吻合术-Billroth I式或胃空肠吻合术-Billroth II式），伴或不伴有迷走神经切除。

在胃切除术后，30%患者可出现明显症状，包括体重减轻、消化不良、贫血、倾倒综合征、反应性低血糖、胆汁性呕吐、动力障碍和溃疡复发等。体重减轻常见于胃次全切除术后，由于早饱感（因残胃腔小），为防止倾倒综合征的发生或其他餐后症状，患者可能会限制食物摄入。因为胃腔小，即使中等量进食，患者也会出现腹胀和不适，故应鼓励少食多餐。胰胆旁路导致的消化不良和脂肪泻，特别是在 Billroth II式吻合术后，也可引起体重减轻。常见贫血，常为缺铁所引起，偶尔可为内因子缺乏或细菌过度生长导致维生素 B_{12} 缺乏所致。另外也可发生骨软化。对全胃切除的患者，推荐每日肌内注射维生素 B_{12} 作补充治疗；对胃次全切除的患者，若怀疑有维生素 B_{12} 缺乏，也应作维生素 B_{12} 补充治疗。胃手术特别是切除术后可发生倾倒综合征，表现为进食后很快出现虚弱、头晕、出汗、恶心、呕吐和心悸，特别是在进食高渗食物后，这种现象被称为早期倾倒综合征，其病因学尚不清楚，但可能与自主反射、血管内容量收缩和小肠内血管活性物质的释放有关。改进膳食，包括少食多餐、低碳水化合物饮食常有帮助。反应性低血糖或晚期倾倒综合征是因为碳水化合物从胃腔内过快排空。早期的血糖峰值可促进胰岛素的过多分泌，导致餐后数小时后发生症状性低血糖。患者宜摄入高蛋白、低碳水化合物和足够热量的饮食（采取少食多餐）。动力障碍包括胃轻瘫和粪石形成，可因胃运动收缩III相降低所引起，见于胃窦部切除或迷走神经切断术后。腹泻常见于迷走神经切断术后。对十二指肠溃疡，最近推荐的术式是高选择性或壁细胞性迷走神经切断术（仅切断胃体部的传入神经，而不切断胃窦部的传入神经，使输出道功能不受限制），其死亡率低，并可预防因为切除术和传统迷走神经切断术导致的疾病。高选择性迷走神经切断术的术后溃疡复发率为5%~12%，切除术术后为2%～5%。术后溃疡可为内镜检查所诊断，通常质子泵抑制剂或 H_2 受体拮抗剂治疗有效。对复发性溃疡，应通过胃液分析以确定迷走神经切断的完整性，若存在幽门螺杆菌，应行抗菌治疗，并通过血清胃泌素测定以排除胃泌素瘤。

四、预后评估

（一）愈合

如果溃疡不再发展，渗出物及坏死组织逐渐被吸收、排除。已被破坏的肌层不能再生，底部的肉芽组织增生形成瘢痕组织而充填修复，同时周围的黏膜上皮再生，覆盖溃疡面而愈合。临床表现为症状和体征完全消失。

（二）出现并发症

1.幽门狭窄

幽门狭窄约发生于3%的患者，经久的溃疡易形成大量瘢痕。由于瘢痕收缩可引起幽门狭窄，使胃内容物通过困难，继发胃扩张，患者出现反复呕吐。

2.穿孔

穿孔约见于5%的患者，十二指肠溃疡因肠壁较薄更易发生穿孔。穿孔后由于胃肠内容物漏入腹腔而引起腹膜炎。

3.出血

因溃疡底部毛细血管破坏，溃疡面常有少量出血。此时患者大便内常可查出隐血，重者出现黑便，有时伴有呕血。溃疡底部较大血管被腐蚀破裂则引起大出血，占患者的10%～35%。

4.癌变

仅报道于成人，多见于胃溃疡，十二指肠溃疡几乎不发生癌变。癌变多发生于长期胃溃疡病患者，癌变率在1%或1%以下。癌变来自溃疡边缘的黏膜上皮或腺体，因不断受到破坏及反复再生，此过程中在某种致癌因素作用下细胞发生癌变。

第五节 急性坏死性肠炎

急性坏死性肠炎又名急性出血性坏死性肠炎，是以小肠广泛出血坏死为特征的急性炎症。多见于 3～9 岁儿童，夏秋季多见，病情危重，病死率高。

一、病因

尚未完全明确，多认为由 C 型产气荚膜梭状芽孢杆菌及其产生的耐热的β毒素（可致组织坏死）引起。该毒素易被肠内的胰蛋白酶分解破坏。胰蛋白酶分泌减少及其活性降低，可能是本病的诱发因素。

二、病理

从食管到结肠均可受累，但多见于空肠和回肠。肠壁增厚，黏膜皱襞肿胀，黏膜表面有散在的凝固性坏死灶，脱落后成浅溃疡，腹腔内可有脓性或血性渗出液。镜下见充血、水肿、出血、坏死、血管壁纤维素样坏死、血栓形成、炎性细胞浸润。多数仅累及黏膜及黏膜下层，严重者可达肌层和浆膜层，甚至发生肠穿孔和腹膜炎。

三、临床表现

（一）腹痛

常以突然腹痛起病，呈持续性钝痛伴阵发性加剧，常在脐周，晚期波及全腹。

（二）呕吐

常在腹痛后出现。重者呕吐物为胃内容物，可含胆汁。

（三）腹泻和便血

腹痛不久即腹泻，初为黄色或蛋花汤样稀便。当黏膜有坏死出血时，即转为血便，呈暗红色糊状或赤豆汤样血水便，有腥臭味。出血量少者可无肉眼血便，但大便隐血试验呈强阳性。

（四）腹部体征

早期或轻症患儿腹稍胀，可有轻压痛。以后腹胀加重，可有固定压痛点。早期肠鸣音亢进，晚期肠壁肌层坏死、出血，可致肠麻痹，肠鸣音减弱或消失。当肠管坏死累及浆膜或肠穿孔时，出现腹膜炎症状如腹胀、腹肌紧张、压痛、反跳痛等。肠穿孔者肝浊音界消失。休克患儿虽有腹膜炎而腹肌紧张和压痛可不太明显。

（五）脱水

由于大量体液和血渗入肠腔和腹腔，常有脱水、血容量减少、低钠、低钾和代谢性酸中毒。

（六）毒血症

由肠壁坏死和毒素吸收引起。有发热、精神萎靡、烦躁、嗜睡、面色灰白。可出现休克，并常伴发弥散性血管内凝血（DIC）和败血症。

四、实验室检查

周围血白细胞总数和中性粒细胞增多，核左移，有中毒颗粒。血小板常减少。凝血酶原时间延长。大便镜检有大量红细胞、少量白细胞，隐血试验强阳性。厌氧菌培养多数可分离到产气荚膜杆菌。大便胰蛋白酶活性显著降低。

五、X线检查

动力性肠梗阻为常见征象，小肠呈局限性扩张充气，肠间隙增宽，黏膜皱襞粗钝。有时可见到由于大段肠管坏死而形成一堆致密阴影。肠穿孔后出现气腹。忌做钡餐或钡剂灌肠检查。

六、诊断

凡小儿突然腹痛、呕吐、腹泻、便血并伴有毒血症表现或早期中毒性休克者，均应考虑本病。结合血、粪便化验及X线特征性改变进行诊断。

七、鉴别诊断

腹泻型应与婴儿腹泻病鉴别；中毒性休克者应与中毒型菌痢鉴别；便血型需与肠套叠及过敏性紫癜鉴别；腹膜炎型压痛位于右下腹者需与急性阑尾炎及美克耳憩室炎鉴别；肠梗阻型需与绞窄性肠梗阻鉴别；合并肠蛔虫病或呕吐者需与胆道蛔虫病及蛔虫性肠梗阻鉴别。

八、治疗

主要是内科治疗、支持疗法，纠正水、电解质、酸碱平衡紊乱，防治休克，控制感染。

（一）禁食

疑诊本病即应禁食，确诊后继续禁食。必要时胃肠减压。待大便隐血阴性、腹胀消失开始进食。从流质渐恢复到正常饮食。

（二）维持水、电解质、酸碱平衡和营养

禁食期间静脉补液，纠正脱水、电解质紊乱（低钠、低钾等）、酸中毒。供给热量，静脉营养。便血多者输血，注意补充维生素 B、维生素 C、维生素 K 等。

（三）抢救中毒性休克

休克是本病的主要死因。多为失血和感染中毒所致的混合型休克。治疗措施主要是补足有效循环血量，改善微循环，应用血管扩张药如异丙肾上腺素等，但不宜用抗乙酰胆碱药。必要时可早期短程使用肾上腺素，一般不超过 3～5d。肠管病变严重而广泛者，可早期手术切除坏死肠段。

（四）抗菌药物

可选用氯霉素、庆大霉素、头孢菌素等。甲硝唑对控制厌氧杆菌效果较好。

（五）胰蛋白酶

每次 0.1mg/kg，每日 3 次，可破坏产气荚膜杆菌的 β 毒素。

3333

（六）抗毒血清

产气荚膜杆菌抗毒血清静注，疗效较好。

（七）手术治疗

出现下列情况时可考虑手术治疗：①完全性肠梗阻；②明显的腹膜炎症状或疑有肠穿孔者；③多次大量便血，保守治疗效果不明显者；④中毒性休克内科疗法效果不佳者；⑤腹部症状迅速恶化。

第六节　肠痉挛

肠痉挛是由肠壁平滑肌阵阵强烈收缩而引起的阵发性腹痛，是小儿急性功能性腹痛中最常见的情况。以小婴儿最多见，学龄前及学龄儿童亦可遇到。特点是发作突然，发作间歇时缺乏异常体征。外科急腹症所致的腹痛，不属本病范畴。

一、诊断

（一）病史

原因尚不完全明了，现在比较公认的是部分患儿对牛乳过敏。诱因较多，如上呼吸道感染、局部受凉、暴食、大量冷食、食物中糖量过多，引致肠内积气、消化不良以及肠寄生虫毒素的刺激等。

（二）临床表现

肠痉挛的临床特点是平素健康小儿突然发作阵发性腹痛，有时从睡眠中突然哭醒，有些患儿过去有同样发作史。每次发作持续时间多不长，从数分钟至数十分钟，时痛时止，多反复发作数十分钟至数小时而自愈，个别患儿可延至数日。腹痛轻重不等，严重者哭闹不止、翻滚、出汗，重者面色苍白、手足发凉。不发作时能步行就诊，但如果继发于上呼吸道感染时，可有发热等原发病表现。典型病例痉挛多发生在小肠，腹痛部位以脐周为主，如果痉挛发生在远端大肠则疼痛位于左下腹，发生在胃部则疼痛以上腹部为主，常伴呕吐，吐出食物后精神好转。多数患儿偶发 1～2 次后自愈，亦有不少患儿时愈时发，甚至迁延数年，绝大多数患儿随着年龄增长而自愈。

（三）辅助检查

有关实验室检查正常。

二、治疗

（一）一般治疗

消除诱因，注意饮食。

（二）对症治疗

以解痉止痛为主。复方颠茄片，＞5 岁者半片，按情酌定；山莨菪碱片剂和注射剂，每次 0.1～0.2mg/kg。＜5 岁或服用片剂不方便者，可用颠茄酊，每次 0.03～0.06mg/kg，口服，3 次/d。

第七节　急性胰腺炎

小儿急性胰腺炎比较少见，发病与胰液外溢入胰腺间质及其周围组织有关。

现多认为与病毒感染、药物、胰分泌管阻塞以及某些全身性疾病或暴饮暴食有关。至少半数以上是由腮腺炎病毒或上腹部钝伤引起，仍有 30% 病例找不到病因。

一、诊断

（一）病史

病前有饱餐等诱因，继发于身体其他部位的细菌或病毒感染：如急性流行性腮腺炎、肺炎、细菌性痢疾、扁桃体炎等。

（二）临床表现

多发生在 4 岁以上小儿，主要表现为上腹疼痛、恶心、呕吐及腹压痛。呕吐物为食物与胃、十二指肠分泌液。严重病例除急性重病容外，可有脱水及早期出现休克症状，并因肠麻痹而致腹胀。由于胰腺头部水肿压迫胆总管末端可出现黄疸，但在小儿则罕见。

轻度水肿型病例有上腹压痛（剑突下或略偏左侧），可能为腹部唯一体征。严重病例除腹胀外，腹部有压痛及肌紧张而以剑突下部为最明显。个别患儿的脐部或腰部皮肤呈发绀色，系皮下脂肪被外溢胰液分解、毛细血管出血所致。

（三）辅助检查

1.淀粉酶测定

常为主要诊断依据，若用苏氏（Somogyi）比色法测定，正常儿均在 64U 以下，而急性胰腺炎患儿则高达 500U 以上。血清淀粉酶值在发病 3h 后即可增高，并逐渐上升，24～28h 达高峰以后又渐下降。尿淀粉酶也同样变化，但发病后升高较慢，病变缓解后下降的时间比血清淀粉酶迟缓，且受肾功能及尿浓度的影响，故不如血清淀粉酶准确。其他有关急腹症如肠穿孔、肠梗阻、肠坏死时，淀粉酶也可升高，很少超过 300～500U。

2.血清脂肪酶测定

在发病 24h 后开始升高，持续高值时间较长，可作为晚期患者的诊断方法。正常值为 0.5～1U。

3.腹腔穿刺

严重病例有腹膜炎者，难与其他原因所致腹膜炎相鉴别，如胰腺遭到严重破坏，则血清淀粉酶反而不增高，更造成诊断上的困难。此时如腹腔渗液多，可行腹腔穿刺。根据腹腔渗液的性质（血性、混有脂肪坏死）及淀粉酶测定有助于诊断。

4.B 型超声检查

对水肿型胰腺炎及后期并发胰腺囊肿者的确诊有价值，前者显示胰腺明显增大，后者显示囊性肿物与胰腺相连。

39

（四）诊断标准

（1）急性腹痛发作伴有上腹部压痛或腹膜刺激征。

（2）血、尿或腹水中胰酶升高。

（3）影像学检查、手术或活检见到胰腺炎症、坏死、出血等间接或直接的改变。

具有含第 1 项在内的 2 项以上标准并排除其他急腹症者即可诊断。

二、治疗

（一）一般治疗

轻者进低脂、低蛋白流食；较重者应禁食，以减少胰腺分泌。严重者则需胃肠减压，减少胃酸，避免促进胰腺分泌。禁食及胃肠减压时，宜输入营养物质（如合成营养液）并根据胃肠减压及出液量补充水、电解质等，以维持水、电解质平衡。

（二）非手术治疗

1.抑制胰腺外分泌

①禁食和胃肠减压。可以减少胰液分泌，还可减轻呕吐和肠胀气；②应用抗胆碱能药物。山莨菪碱、阿托品等，可减少胃酸和胰液分泌；③应用 H_2 受体阻断药。此类药有西咪替丁、雷尼替丁、奥美拉唑等，可减少胃酸分泌，间接抑制胰腺分泌，同时防止应激性胃黏膜病变的发生；④应用生长抑素。为治疗急性出血坏死性胰腺炎效果较好的药物；⑤缩胆囊素受体阻断药。丙谷胺可明显减轻急性胰腺炎的病理改变及改善症状。

2.镇痛解痉

阿托品每次 0.01～0.02mg/kg，最大不超过 0.4mg，必要时 4～6h 重复 1 次。

3.控制胰腺感染

急性胰腺炎多数由胆管疾病引起，故多数应用抗生素。选用抗生素时，既要考虑菌种的敏感性，又要求该药对胰腺有较好的渗透性。首选药如西拉司丁、环丙沙星、氧氟沙星，厌氧菌感染可用甲硝唑。

4.维持水电解质平衡及抗休克

脱水严重或出现休克的患儿，应首先恢复血容量，可输 2∶1 溶液、血浆或全血等，按 10～20mL/kg，于 30～60min 内输入，8～10h 纠正其累积损失量。应用多巴胺、多巴酚丁胺、山莨菪碱等抗休克治疗。有尿后补钾，并注意热量、维生素供给，同时要防治低钙血症、高糖血症等。

5.其他治疗

①应用抑制胰酶活性的药物。对较重型的急性胰腺炎，在发病早期大量静脉给药；②应用糖皮质激素。因其可引起胰腺炎，一般不主张用，仅适用于合并呼吸窘迫综合征和出血坏死胰腺炎伴有休克者；③腹膜灌洗。清除或减少大量有害的血管活性因子。

（三）手术治疗

只有在以下情况时考虑手术：①诊断为急性胰腺炎，经过内科治疗 24～48h，症状及体征进一步恶化，出现并发症者；②胆源性急性胰腺炎处于急性状态，需要外科手术解除梗阻者；③疑有出血性坏死性胰腺炎，经短时间治疗不缓解；④胰腺假性囊肿形成，尤其较巨大者，病情缓解后，可行引流手术；⑤不能排除其他急腹症者。

第二章　呼吸系统疾病

第一节　急性上呼吸道感染

急性上呼吸道感染简称"上感"，俗称"感冒"，是小儿时期最常见的疾病。临床上主要是鼻、鼻咽部黏膜发炎的局部症状及全身感染症状。在婴幼儿时期上呼吸道感染常可发生很多并发症，其中最常见的是肺炎。上呼吸道感染可以是一个独立的疾病，亦可是某些呼吸道传染病的早期表现。

一、病因

（一）病原体

病原体包括病毒、细菌、支原体等。90%以上为病毒，常见的病毒有呼吸道合胞病毒、流感病毒、副流感病毒、腺病毒、鼻病毒、柯萨奇病毒、冠状病毒等。病毒感染后亦可继发细菌感染。常见的细菌有溶血性链球菌、肺炎链球菌、流感嗜血杆菌及葡萄球菌等。

（二）小儿免疫和防御因素

由于婴幼儿时期上呼吸道的解剖生理特点和免疫特点，易患呼吸道感染。此外，营养不良、维生素 D 缺乏性佝偻病、营养性贫血、缺乏锻炼、过敏性体质等可致机体防御能力降低而诱发本病。

（三）环境因素

如居住拥挤、通风不良、空气污染、阳光不足、护理不当及冷暖失宜等，均可使机体抵抗力降低而易发病。

二、临床表现

本病症状轻重不一。临床表现与年龄、病原体及机体抵抗力不同有关，年长儿病情大多较轻，以局部症状为主。婴幼儿大多较重，常有明显的全身症状。

（一）全身症状

大多数患儿常于受凉后 1～2 天出现发热，体温可高可低，较重患儿可有头痛、畏寒、精神不振、烦躁不安、食欲下降和疲乏无力。部分患儿常有呕吐、腹泻，由于突然高热，婴幼儿甚至可发生惊厥。还有少数患儿在发病早期有脐周阵痛，这与发热所致的反射性肠蠕动增强、蛔虫骚动或肠系膜淋巴结炎有关，应注意与急腹症鉴别。

（二）局部症状及体征

主要为鼻咽部症状，如流涕、鼻塞、打喷嚏、流泪、咽部不适或疼痛、咳嗽、声音嘶哑等。新生儿及小婴儿可因鼻塞而张口呼吸或吮乳时哭闹甚至拒乳。体检可见咽部明显充血，扁桃体肿大，下颌下淋巴结肿大、触痛等。肺部呼吸音正常或粗糙。肠道病毒所致者，常伴有不同形态皮疹。

病程一般 3～5 天，如体温持续不退或病情加重，应考虑并发症的可能。

（三）两种特殊类型的上感

1.疱疹性咽峡炎

病原体为柯萨奇 A 组病毒，多发于夏秋季节。临床特点：起病急，突然高热、咽痛、流涎，重者影响吞咽，可伴有头痛、腹痛及呕吐。体检可见咽部充血，咽腭弓、悬雍垂、软腭等处数个至十数个 2～4mm 大小的疱疹，其周围有红晕，破溃后形成黄白色小溃疡，病程 1 周左右。

2.急性咽-结合膜热

病原体为腺病毒 3 型、7 型。多发于春夏季，可呈小流行。临床特点为发热、咽炎和眼结膜炎同时存在，颈部、耳后淋巴结肿大。病程 1 周左右。

三、实验室检查

病毒感染一般白细胞总数偏低或在正常范围内，细菌感染则白细胞总数大多增高，但严重病例也可降低。

四、并发症

婴幼儿患上感后若治疗不及时，患儿体质弱，可引起许多并发症，易继发细菌感染。上呼吸道炎症向邻近器官蔓延，引起中耳炎、鼻旁窦炎、咽炎、喉炎、泪囊炎、咽后壁脓肿、扁桃体周围脓肿及颈淋巴结炎等；如炎症向下发展，可引起支气管炎及肺炎等；严重时感染通过血行播散引起败血症致各种化脓性病灶。某些病毒（如柯萨奇病毒）感染所致上感亦可并发心肌炎、脑膜脑炎。年长儿患链球菌性上感后可引起急性肾炎、风湿热等疾病。

五、诊断及鉴别诊断

根据临床表现一般病例诊断不难，但需注意，凡在上感治疗过程中全身中毒症状重、病程长、体温持续不退或热退后又复上升，均应警惕上述并发症发生之可能。同时还需与下列疾病相鉴别。

（一）流行性感冒

流行性感冒为流感病毒、副流感病毒所致。有明显流行病史，全身症状重，如高热、头痛、全身关节及肌肉明显酸痛、全身无力等。

（二）急性传染病早期

上感常为各种急性传染病的前驱症状，如麻疹、幼儿急疹、百日咳、流行性脑脊髓膜炎、脊髓灰质炎、猩红热等的早期，均可表现为上感症状。应详细询问病史，密切观察病情，并应结合当地流行病学史、临床表现和实验室检查进行综合分析，做出正确诊断。

（三）急性阑尾炎

上感并发肠系膜淋巴结炎时应与急性阑尾炎进行鉴别，后者腹痛常先于发热，腹痛部位以右下腹为主，呈持续性，有固定的压痛点、反跳痛及腹肌紧张等。血白细胞及中性粒细胞明显增高。

反复呼吸道感染诊断标准如下。上呼吸道感染：0～2 岁，每年 7 次；3～5 岁，每年 6 次；6～12 岁，每年 5 次。下呼吸道感染：0～2 岁，每年 3 次；3.5 岁，每年 2 次；6～12 岁，每年 2 次。

六、预防

丙种球蛋白能有效地降低上感发病率，同时增强抵抗力是预防上感的关键。

（1）加强护理，合理喂养，及时添加辅食等。

（2）积极防治佝偻病、贫血和营养不良等。

（3）平时加强体格锻炼，经常开窗通风，积极参加户外活动，多晒太阳等。

（4）避免发病诱因，如衣服穿得过多或过少、室温过高或过低、气候骤变、环境不清洁以及呼吸道感染高峰期带小儿去拥挤的公共场所等。

（5）药物预防：左旋咪唑 2.5mg/（kg·d），分 2 次口服，1 周服 2 天或 2 周服 3 天，3 个月为 1 个疗程。中药黄芪每日 6～9g，连服 2～3 个月。均可提高机体细胞免疫功能，减少发病次数。

七、治疗

（一）一般治疗

休息、多饮水，给予易消化的食物，注意呼吸道隔离，预防并发症。

（二）对症治疗

1.退热

对于高热，特别是有高热惊厥的小儿应积极降温。常用物理降温，如酒精擦浴、头部冷敷、冷盐水灌肠。亦可使用对乙酰氨基酚每次 10～15mg/kg。

2.止咳化痰

一般不用镇咳剂以免影响排痰，常用的有小儿止咳糖浆、复方甘草合剂、枇杷露等。

3.镇静止惊

对高热伴有烦躁不安者给退热药同时给镇静剂。一般常用苯巴比妥钠每次 2～3mg/kg，口服；异丙嗪每次 0.5～1mg/kg，口服；地西泮每次 0.1～0.3mg/kg，口服。

4.抗病毒治疗

常用的抗病毒药物有：双嘧达莫，每日 3～5mg/kg；利巴韦林，每日 10～15mg/kg。疗程为 3～5d。

5.抗生素

上呼吸道感染大多为病毒引起，原则上不用抗生素，如病情较重、年龄小、有细菌继发感染或并发症时，应使用抗生素。若证实为溶血性链球菌感染或既往有风湿热、肾炎病史者，青霉素疗程应为 10～14d。

6.局部治疗

0.5%新霉素-麻黄素液或 1%利巴韦林液滴鼻，每日 2～3 次，咽痛者可含服咽喉片；病毒性眼结膜炎者可用 0.1%阿昔洛韦滴眼液滴眼，每 1～2h 一次。

7.中药

可用板蓝根冲剂、银翘片或羚羊感冒片等。

第二节　急性感染性喉炎

急性感染性喉炎是喉黏膜急性弥漫性炎症。临床上以犬吠样咳嗽、声嘶、喉鸣、吸气性呼吸困难为特征。可发生于任何季节，以冬春季为多。多见于 5 岁以下，尤其婴幼儿，新生儿罕见。

一、病因

引起上感的病毒、细菌均可引起急性喉炎。常见的病毒为副流感病毒、流感病毒和腺病毒，常见的细菌为金黄色葡萄球菌、链球菌和肺炎链球菌。患麻疹、百日咳、猩红热、流感、白喉等急性传染病时，也容易并发急性喉炎。由于小儿喉腔狭窄，喉软骨柔软，黏膜下淋巴组织丰富，声门下组织疏松，炎症时易水肿、充血，发生喉梗阻。所以，小儿急性喉炎的病情比成人严重。

二、临床表现

起病急、症状重。患儿可有发热、头痛等上感的全身症状，但多不突出。主要表现有声嘶、咳嗽、喉鸣、吸气性呼吸困难，其特征是犬吠样咳嗽，呈"空、空"的咳声。喉镜检查可见喉黏膜充血、肿胀，尤以声门下区红肿明显，喉腔狭窄，喉黏膜表面可有脓性或黏液性分泌物附着。一般白天症状较轻，夜间入睡后由于喉部肌肉松弛，分泌物阻塞，症状加重，可出现吸气性喉鸣和吸气性呼吸困难、发憋，甚至出现喉梗阻，严重者可窒息死亡。

喉梗阻按吸气性呼吸困难的轻重，临床上分为4度。I度：安静时无症状，仅活动后吸气性喉鸣、呼吸困难，肺呼吸音清晰，心率无改变。II度：安静时也有吸气性喉鸣和呼吸困难，轻度三凹征。不影响睡眠和进食，肺部听诊可闻及喉传导音或病理性呼吸音，心率增快。无明显缺氧的表现。III度：除上述呼吸梗阻症状进一步加重外，患儿因缺氧而出现烦躁不安，口唇、指趾发绀，头面出汗、惊恐面容。听诊呼吸音明显减低，心音低钝，心率快。IV度：患儿渐显衰竭、昏睡状态，由于呼吸无力，三凹征可不明显，面色苍白或发灰，肺部听诊呼吸音几乎消失，仅有气管传导音，心音低钝，心律不齐，如不及时抢救可因严重缺氧和心力衰竭而死亡。

三、诊断和鉴别诊断

根据急起的犬吠样咳嗽、声嘶、吸气性喉鸣和吸气性呼吸困难、昼轻夜重等可做出诊断。但需和急性喉痉挛、白喉、呼吸道异物等其他原因引起的喉梗阻相鉴别。

四、治疗

（一）保持呼吸道通畅

清除口咽部分泌物，防止缺氧，必要时，可用麻黄素以及肾上腺素超声雾化吸入，有利于黏膜水肿消退。

（二）积极控制感染

由于病情进展快，难以判断感染系病毒或细菌引起，因此，宜选用足量抗生素治疗。常用者为青霉素类、头孢菌素类以及大环内酯类。

（三）肾上腺素

因其非特异性的抗感染、抗过敏作用，能较快减轻喉头水肿，缓解喉梗阻。应与抗生素同时应用。常用泼尼松每天 1～2mg/kg，分次口服。严重者可用地塞米松或氢化可的松注射。激素应用时间不宜过长，一般 2～3d 即可。

（四）对症治疗

缺氧者给予氧气吸入；烦躁不安者可应用镇静剂，异丙嗪有镇静和减轻喉头水肿的作用，而氯丙嗪可使喉头肌肉松弛，加重呼吸困难，不宜使用；痰多者可止咳祛痰，严重时直接喉镜吸痰。

（五）气管切开

经上述处理，病情不见缓解，缺氧进一步加重，或Ⅲ度以上的喉梗阻，应及时气管切开，以挽救生命。

第三节　肺炎

一、支气管肺炎

支气管肺炎是小儿时期最常见的肺炎，2 岁以内儿童多发。一年四季均可发病，北方多发生于冬春寒冷季节及气候骤变时。室内居住拥挤、通风不良、空气污浊、致病微生物较多，易发生肺炎。此外有营养不良、维生素 D 缺乏性佝偻病、先天性心脏病等并发症及低出生体重儿、免疫缺陷者均易发生本病。

（一）病因

最常见为细菌和病毒，也可由病毒、细菌混合感染。发达国家中小儿肺炎病原体以病毒为主，主要有 RSV、ADV、流感病毒及副流感病毒等。发展中国家则以细菌为主，细菌感染仍以肺炎链球菌多见，近年来肺炎支原体、衣原体和流感嗜血杆菌有增加趋势。病原体常由呼吸道入侵，少数经血行入肺。

（二）病理

肺炎的病理变化以肺组织充血、水肿、炎性细胞浸润为主。肺泡内充满渗出物，经肺泡壁通道（Kohn 孔）向周围组织蔓延，呈点片状炎症灶。若病变融合成片，可累及多个肺小叶或更广泛。当小支气管、毛细支气管发生炎症时，可导致管腔部分或完全阻塞，引起肺气肿或肺不张。

不同的病原体造成的肺炎病理改变亦有不同：细菌性肺炎以肺实质受累为主；而病毒性肺炎则以间质受累为主，亦可累及肺泡。临床上支气管肺炎与间质性肺炎常同时并存。

（三）病理生理

主要变化是由支气管、肺泡炎症引起的通气和换气障碍，导致缺氧和二氧化碳潴留，从而造成一系列病理生理改变。

1.呼吸功能不全

由于通气和换气障碍，氧进入肺泡以及氧自肺泡弥散至血液均发生障碍，血液含氧量下降，动脉血氧分压（PaO_2）和动脉血氧饱和度（SaO_2）均降低，致低氧血症。当 $SaO_2 < 85\%$，还原血红蛋白超过 5.0g/L 时，则出现发绀。肺炎的早期，以通气功能障碍为主，仅有缺氧，无明显 CO_2 潴留，为代偿缺氧，呼吸和心率加快以增加每分通气量和改善通气血流比。随着病情的进展，换气功能严重障碍，在缺氧的基础上出现

CO_2 潴留，此时 PaO_2 和 SaO_2 下降，$PaCO_2$ 升高，当 $PaO_2 < 6.7kPa$（50mmHg）、$PaCO_2 >$ 6.7kPa（50mmHg）、$SaO_2 < 85\%$ 时即为呼吸衰竭。为增加呼吸深度，以吸进更多的氧，呼吸辅助肌也参加活动，因而出现鼻翼翕动和三凹征。

2.酸碱平衡失调及电解质紊乱

严重缺氧时，体内需氧代谢发生障碍，无氧酵解增加，酸性代谢产物增加，加上高热、进食少、脂肪分解等因素，常引起代谢性酸中毒。同时由于二氧化碳排出受阻，可产生呼吸性酸中毒，因此，严重者存在不同程度的混合性酸中毒。6 个月以上的小儿，因呼吸代偿功能稍强，通过加深呼吸，加快排出二氧化碳，可致呼吸性碱中毒，血 pH 变化不大，影响较小；6 个月以下的小儿，代偿能力较差，二氧化碳潴留往往明显，甚至发生呼吸衰竭。缺氧和二氧化碳潴留导致肾小动脉痉挛而引起水钠潴留，且重症肺炎缺氧时常有抗利尿激素（ADH）分泌增加，加上缺氧使细胞膜通透性改变、钠泵功能失调，使 Na^+ 进入细胞内，造成稀释性低钠血症。

3.循环系统

病原体和毒素侵袭心肌，引起心肌炎。缺氧使肺小动脉反射性收缩，肺循环压力增高，使右心负荷增加。肺动脉高压和中毒性心肌炎是诱发心衰的主要原因。重症患儿常出现微循环障碍、休克甚至弥散性血管内凝血。

4.神经系统

严重肺炎缺氧和二氧化碳潴留使血与脑脊液 pH 降低，高碳酸血症使脑血管扩张、血流减慢、血管通透性增加，致使颅内压增高。严重缺氧使脑细胞无氧代谢增加，造成乳酸堆积、ATP 生成减少和 Na^+-K^+ 离子泵转运功能障碍，引起脑细胞内钠、水潴留，形成脑水肿。病原体毒素作用亦可引起脑水肿。

5.胃肠道功能紊乱

低氧血症和病原体毒素可使胃肠黏膜糜烂、出血、上皮细胞坏死脱落，导致黏膜屏障功能破坏，使胃肠功能紊乱，出现腹泻、呕吐，甚至发生中毒性肠麻痹。毛细血管通透性增高，可致消化道出血。

（四）临床表现

2 岁以下的婴幼儿多见，起病多数较急，发病前数日多先有上呼吸道感染，主要临床表现为发热、咳嗽、气促，肺部固定性的中、细湿啰音。

1.主要症状

（1）发热：热型不定，多为不规则发热，亦可为弛张热或稽留热。值得注意的是，新生儿、重度营养不良患儿体温可不升或低于正常。

（2）咳嗽：较频繁，在早期为刺激性干咳，极期咳嗽反而减轻，恢复期咳嗽有痰。

（3）气促：多在发热、咳嗽后出现。

（4）全身症状：精神不振，食欲减退，烦躁不安，轻度腹泻或呕吐。

2.体征

（1）呼吸增快：40～80 次/min，并可见鼻翼翕动和三凹征。

（2）发绀：口周、鼻唇沟和指（趾）端发绀，轻症患儿可无发绀。

（3）肺部啰音：早期不明显，可有呼吸音粗糙、减低，以后可闻及较固定的中、细湿啰音，以背部两侧下方及脊柱两旁较多，于深吸气末更为明显。肺部叩诊多正常，病灶融合时，可出现实变体征（语颤增强，叩诊浊音，呼吸音减弱或有管性呼吸音）。

3.重症肺炎的表现

重症肺炎由于严重的缺氧及毒血症，除呼吸系统改变外，可发生循环系统、神经系统和消化系统功能障碍。

（1）循环系统：可发生心肌炎，表现为面色苍白、心音低钝，严重者可闻及奔马律。重症肺炎所表现的心率增快、呼吸增快、呼吸困难、烦躁不安和肝脏增大，应与心力衰竭相鉴别，要进行综合判断。

（2）神经系统：发生脑水肿时出现烦躁或嗜睡、意识障碍、惊厥、前囟隆起、球结膜水肿、瞳孔对光反射迟钝或消失、呼吸节律不齐甚至呼吸停止。

（3）消化系统：一般为食欲减退、呕吐和腹泻，发生中毒性肠麻痹时表现为严重腹胀、膈肌升高，加重了呼吸困难。听诊肠鸣音消失，重症患儿还可呕吐咖啡样物，大便隐血阳性或柏油样便。

（4）发生 DIC 时，可表现为血压下降，四肢凉，脉速而弱，皮肤、黏膜及胃肠道出血。

（5）抗利尿激素异常分泌综合征（SIADH）：表现为全身性浮肿，可凹陷性，血钠不高于 130mmol/L，血渗透压低于 270mOsm/L，尿钠不低于 20mmol/L，尿渗透摩尔浓度高于血渗透摩尔浓度。血清抗利尿激素（ADH）分泌增加。若 ADH 不升高，可能为稀释性低钠血症。

（五）并发症

早期合理治疗者并发症少见。若延误诊断或病原体致病力强者可引起并发症，如脓胸、脓气胸、肺大泡等。在肺炎治疗过程中，若中毒症状或呼吸困难突然加重，体温持续不退，或退而复升，均应考虑有并发症的可能。

1.脓胸

常由金黄色葡萄球菌引起，革兰阴性杆菌次之。临床表现为：高热不退；呼吸困难加重；患侧呼吸运动受限；语颤减弱；叩诊呈浊音；听诊呼吸音减弱，其上方有时可听到管性呼吸音。当积脓较多时，患侧肋间隙饱满，纵隔和气管向健侧移位。胸部 X 射线（立位）示患侧肋膈角变钝，或呈反抛物线阴影。胸腔穿刺可抽出脓液。

2.脓气胸

肺脏边缘的脓肿破裂与肺泡或小支气管相通即造成脓气胸，表现为突然出现呼吸困难加剧、剧烈咳嗽、烦躁不安、面色发绀。胸部叩诊积液上方呈鼓音，听诊呼吸音减弱或消失。若支气管破裂处形成活瓣，气体只进不出，形成张力性气胸，可危及生命，必须积极抢救。立位 X 射线检查可见液气面。

3.肺大泡

由于细支气管形成的活瓣性部分阻塞，气体进得多、出得少或只进不出，肺泡扩大，破裂而形成肺大泡，可 1 个，亦可多个。体积小者无症状，体积大者可引起呼吸困难。X 射线可见薄壁空洞。

以上 3 种并发症多见于金黄色葡萄球菌肺炎和某些革兰阴性杆菌肺炎。

（六）辅助检查

1.外周血检查

（1）白细胞检查：细菌性肺炎白细胞升高，中性粒细胞增多，并有核左移现象，胞浆可有中毒颗粒。病毒性肺炎的白细胞大多正常或偏低，亦有少数升高者，时有淋巴细胞增高或出现变异淋巴细胞。

（2）四唑氮蓝试验（NBT）：激活的中性粒细胞吞噬和氧化 NB 染料，形成棕褐色颗粒，细菌感染时阳性细胞数升高（＞10%），病毒感染时不升高。

（3）C 反应蛋白（CRP）：细菌感染时血清 CRP 浓度上升，而非细菌感染时则上升不明显。

2.病原学检查

（1）细菌培养和涂片。采取气管吸取物、肺泡灌洗液、胸腔积液、脓液和血标本做细菌培养和鉴定，同时进行药物敏感试验是明确细菌性致病菌最标准的方法。亦可做涂片染色镜检，进行初筛试验。

（2）其他检查。已用于临床的有对流免疫电泳法测定肺炎链球菌多糖抗原和葡萄球菌磷壁酸抗体（滴度不低于 1∶4 为阳性，特异性高，准确率为 94.6%）。试管凝集试验诊断军团菌为目前首选的简易方法，双份血清抗体滴度 4 倍以上升高或单份血清抗体滴度不低于 1∶320 为阳性。鲎珠溶解物试验可检测革兰阴性菌内毒素。

（3）病毒学检查。①病毒分离和血清学试验：将气管吸取物、肺泡灌洗液接种于敏感的细胞株并进行病毒分离是诊断病毒性病原体的金标准。于急性期和恢复期（14d后）采取双份血清测定特异性 IgG 抗体水平，若抗体升高不低于 4 倍为阳性。传统的病毒分离和检测双份血清滴度的结果可靠，但由于费时太长，往往只能作为回顾性诊断，限制其临床实际应用；②快速诊断：检测抗原方法为采取咽拭子、鼻咽分泌物、气管吸取物或肺泡灌洗液涂片，或快速培养后使用病毒特异性抗体（包括单克隆抗体）免疫荧光技术、免疫酶联法或放射免疫法可发现特异性病毒抗原。血清中 IgM 特异性病毒抗体出现较早（最早 2～4d 即可出现），消失较快，若病毒特异性 IgM 抗体阳性说明是新近感染。分直接 ELISA-IgM 和 IgM 抗体捕获试验（MCA-IgM）。其他快速诊断方法，如核酸分子杂交技术或聚合酶链反应（PCR）技术的敏感性很高，但易于污染而出现假阳性，要求较高的实验室方可防止污染的发生。

（4）其他病原学检查。①肺炎支原体（MP）：冷凝集试验不低于 1∶64 有很大参考价值，该试验为非特异性，可作为过筛试验。特异性诊断包括 MP 分离培养或特异性 IgM 和 IgG 抗体测定。补体结合抗体检测是诊断 MP 的常规方法，基因探针及 PCR 技术检测 MP 的特异性差而敏感性强，但应避免发生污染；②衣原体：衣原体分为沙眼衣原体（CT）、肺炎衣原体（CP）和鹦鹉热衣原体。细胞培养用于诊断 CT 和 CP。直接免疫荧光或吉姆萨染色法可检查 CT。其他方法有酶联免疫吸附试验、放射免疫电泳法检测双份血清特异性抗体或抗原，核酸探针及 PCR 技术检测抗原。

3.X 射线检查

早期肺纹理增强，透光度减低，以后两肺下野、中内带出现大小不等的点状或小片絮状影，或融合成片状阴影。有肺气肿、肺不张，伴发脓胸、脓气胸或肺大泡者则有相应的 X 射线改变。

（七）诊断和鉴别诊断

支气管肺炎的诊断比较简单，一般有发热、咳嗽、呼吸短促的症状，肺部听到中、细啰音或 X 射线有肺炎的改变均可诊断为肺炎。

确诊支气管肺炎后应进一步了解引起肺炎的可能病原体。若为反复发作者，还应尽可能明确导致反复感染的原发疾病或诱因，如原发或继发性免疫缺陷病、呼吸道局部畸形或结构异常、支气管异物、先天性心脏病、营养性障碍和环境因素等。此外，还要注意有无并发症。应与以下疾病鉴别。

1.急性支气管炎

一般不发热或低热，全身状况好，以咳嗽为主要症状，肺部可闻及干、湿啰音，多不固定，随咳嗽而改变。X 射线示肺纹理增多、排列紊乱。若鉴别困难，则按肺炎处理。

2.支气管异物

有异物吸入史，突然出现呛咳，可有肺不张和肺气肿，可资鉴别。但有的病程迁延，有继发感染则类似肺炎或合并肺炎，需注意鉴别。

3.支气管哮喘

婴幼儿和儿童哮喘可无明显喘息发作，主要表现为持续性咳嗽，X 射线示肺纹理增多、排列紊乱和肺气肿，易与本病混淆。患儿具有过敏体质，肺功能激发和舒张试验有助于鉴别。

4.肺结核

一般有结核接触史，结核菌素试验阳性，X 射线示肺部有结核病灶可资鉴别。粟粒性肺结核可有气急和发绀，从而与肺炎极其相似，但肺部啰音不明显。

（八）治疗

以综合治疗为原则，控制炎症、改善通气功能、对症治疗、预防和治疗并发症。

1.一般治疗及护理

室内空气要流通，温度 18～20℃，湿度 60%为宜。给予营养丰富的饮食。重症患儿进食困难者，可给予肠道外营养。经常变换体位，以减少肺部淤血，促进炎症吸收。注意隔离，以防交叉感染。

应注意水和电解质的补充，纠正酸中毒和电解质紊乱，适当的液体补充还有助于气道的湿化。当血钠低于 120mmol/L，且有明显低钠血症症状时，按 3%氯化钠 12mL/kg 计算，可提高血钠 10mmol/L，先给予 1/2 量，于 2～4h 由静脉滴注，必要时 4h 后可重复一次。

2.抗感染治疗

（1）抗生素治疗。明确为细菌感染或病毒感染继发细菌感染者应使用抗生素。

原则：在使用抗菌药物前应采集咽拭子、鼻咽分泌物或下呼吸道吸取物，进行细菌培养和药物敏感试验，以便指导治疗。在未获培养结果前，可根据经验选择敏感的药物。选用的药物在肺组织中应有较高的浓度。重症患儿宜静脉联合用药。

根据不同病原体选择抗生素：肺炎链球菌——青霉素敏感者首选青霉素或阿莫西林；青霉素低度耐药者仍可首选青霉素，但剂量要加大；青霉素过敏者选用红霉素类。金黄色葡萄球菌——甲氧西林敏感者首选苯唑西林钠或氯唑西林钠；耐药者选用万古霉素或联用利福平。流感嗜血杆菌——首选阿莫西林加克拉维酸或舒巴坦。大肠杆菌和肺炎杆菌——首选头孢曲松或头孢噻肟，绿脓杆菌肺炎首选替卡西林加克拉维酸。肺炎支原体和衣原体——首选大环内酯类抗生素如红霉素、罗红霉素及阿奇霉素。

用药时间：体温正常后 5～7d，症状、体征消失后 3d 停药。对于支原体肺炎至少使用抗菌药物 2～3 周。对于葡萄球菌肺炎在体温正常后 2～3 周可停药，一般总疗程不少于 6 周。

（2）抗病毒治疗。利巴韦林：可滴鼻、雾化吸入、肌注和静脉点滴，肌注和静脉点滴的剂量为 10～15mg/(kg·d)，可抑制多种 RNA 和 DNA 病毒。α-干扰素(interferon-α，IFN-α) 分为人白细胞干扰素和基因工程α-干扰素，常用基因工程α-干扰素肌注，5～7d 为 1 个疗程，亦可雾化吸入。

3.对症治疗

（1）氧疗：有缺氧表现，如烦躁、口周发绀时需吸氧，多用鼻前庭导管给氧，经湿化的氧气的流量为 0.5～1L/min，氧浓度不超过 40%。新生儿或婴幼儿可用面罩、氧帐、鼻塞给氧，面罩给氧流量为 2～4L/min，氧浓度为 50%～60%。

（2）气道管理：及时清除鼻痂、鼻腔分泌物和吸痰，以保持呼吸道通畅，改善通气功能。气道的湿化非常重要，有利于痰液的排出。雾化吸入有助于解除支气管痉挛和水肿。分泌物堆积于下呼吸道，经湿化和雾化仍不能排除，使呼吸衰竭加重时，应行气管插管以利于清除痰液。严重病例宜短期使用机械通气（人工呼吸机）。接受机械通气者尤应注意气道湿化、变换体位和拍背，保持气道湿度和通畅。

（3）其他：高热患儿可用物理降温，如 35%酒精擦浴，冷敷，冰袋放在腋窝、腹股沟及头部，口服对乙酰氨基酚或布洛芬等。若伴烦躁不安可给予氯丙嗪、异丙嗪各

0.5～1.0mg/（kg·次）肌注，或苯巴比妥 5mg/（kg·次）肌注。

（4）腹胀的治疗：低钾血症者，应补充钾盐。中毒性肠麻痹时，应禁食和胃肠减压，亦可使用酚妥拉明 0.3～0.5mg/（kg·次）加 5%葡萄糖 20mL 静脉滴注。

4.糖皮质激素

糖皮质激素可减少炎症渗出，解除支气管痉挛，改善血管通透性和微循环，减轻颅内压。使用指征为：①严重憋喘或呼吸衰竭；②全身中毒症状明显；③合并感染中毒性休克；④出现脑水肿。上述情况可短期应用激素。可将琥珀酸氢化可的松 5～10mg/（kg·d）或将地塞米松 0.1～0.3mg/（kg·d）加入瓶中静脉点滴。疗程 3～5d。

5.并发症及并存症的治疗

（1）发生感染、中毒性休克、脑水肿和心肌炎者，应及时予以处理。

（2）脓胸和脓气胸者应及时进行穿刺引流，若脓液黏稠，经反复穿刺抽脓不畅或发生张力性气胸时，宜考虑胸腔闭式引流。

（3）对并存佝偻病、贫血、营养不良者，应给予相应治疗。

6.生物制剂

转移因子或胸腺素的确切疗效并不肯定。血浆和静脉注射用丙种球蛋白（IVIG）含有特异性抗体，如 RSV-IgG 抗体，可用于重症患儿。

二、几种不同病原体所致肺炎特点

（一）病毒性肺炎

1.呼吸道合胞病毒（RSV）肺炎

呼吸道合胞病毒肺炎简称合胞病毒性肺炎，是最常见的病毒性肺炎。

（1）病因：病原体为 RSV，它只有一个血清型，但有两个亚型 A 型和 B 型，我国以 A 亚型为主。

（2）发病机制：一般认为是 RSV 对肺的直接侵害引起间质性炎症，而非变态反应所致，与 RSV 引起的毛细支气管炎不同。

（3）临床表现：本病多见于婴幼儿，尤多见于 1 岁以内小儿。轻症患者表现为发热、呼吸困难等症状；中、重症患者呼吸困难较明显，出现喘憋、口唇发绀、鼻翕及三凹症。发热可为低、中度热或高热。肺部听诊多有中、细湿啰音。

（4）辅助检查：白细胞检查总数大多正常。

X 射线检查：表现为两肺可见小点片状、斑片状阴影，部分患儿有不同程度的肺气肿。

2.腺病毒肺炎

腺病毒肺炎为腺病毒（ADV）感染所致，ADV 肺炎曾是我国小儿患病率和死亡率最高的病毒性肺炎，位居 20 世纪 70 年代前病毒性肺炎的第一，死亡率最高曾达 33%，从 20 世纪 80 年代后期至今 ADV 7b 已渐被 ADV 7d 取代，而 ADV 7d 引起的肺炎相对较轻。现第一位已被 RSV 肺炎取代。

（1）病因：ADV 共有 49 个血清型，引起小儿肺炎最常见的为 3、7 型，其次为 11、21 型，1、2、5、6、14 型亦可见到。7 型 ADV 有 15 个基因型，其中 ADV 7b 引起者最重，ADV 7b 所致的肺炎临床表现典型而严重。

（2）临床表现：本病多见于 6 个月～2 岁小儿，冬春季节多发。临床特点为起病急骤、高热持续时间长、中毒症状重、啰音出现较晚、X 射线改变较肺部体征出现早，易合并心肌炎和多器官衰竭。症状表现如下。①发热：可达 39℃以上，呈稽留高热或弛张热，热程长，可持续 2～3 周；②中毒症状重：面色苍白或发灰，精神不振，嗜睡与烦躁交替；③呼吸道症状：咳嗽频繁，呈阵发性喘憋、轻重不等的呼吸困难和发绀；④消化系统症状：腹泻、呕吐和消化道出血；⑤可因脑水肿而致嗜睡、昏迷或惊厥发作。

体检发现：①肺部啰音出现较迟，多于高热 3～7d 才出现，肺部病变融合时可出现实变体征；②肝脾增大，为网状内皮系统反应较强所致；③麻疹样皮疹；④出现心率加速、心音低钝等心肌炎表现，亦可有脑膜刺激征等中枢神经系统体征。

（3）X 射线检查。X 射线特点：①肺部 X 射线改变较肺部啰音出现早，故强调早摄片；②大小不等的片状阴影或融合成大病灶，甚至一个大叶；③病灶吸收较慢，需数周或数月。

目前多数 ADV 肺炎症状较轻，但易继发细菌感染。继发细菌感染者表现为：持续高热不退，症状恶化或一度好转又恶化，痰液由白色转为黄色脓样，外周血白细胞明显升高，有核左移。胸部 X 射线见病变增多或发现新的病灶。

（二）几种特殊细菌性肺炎

1.金黄色葡萄球菌肺炎

新生儿、婴幼儿发病率高，由于滥用抗生素致耐药性金黄色葡萄球菌株明显增加，加上小儿免疫功能低下，故易发生。

（1）病因和病理：病原体为金黄色葡萄球菌，由呼吸道入侵或经血行播散入肺。病理改变以肺组织广泛出血性坏死和多发性小脓肿形成为特点。由于病变发展迅速，组织破坏严重，故易形成肺脓肿、脓胸、脓气胸、肺大泡、皮下气肿、纵隔气肿。并可引起败血症及其他器官的迁徙性化脓灶，如化脓性心包炎、脑膜炎、肝脓肿、皮肤脓肿、骨髓炎和关节炎。

（2）临床表现：起病急，病情严重，进展快，全身中毒症状明显。发热多呈弛张热型，但早产儿和体弱儿有时可无发热或仅有低热。患者面色苍白、烦躁不安、咳嗽、呻吟、呼吸浅快和发绀，重症者可发生休克。消化系统症状有呕吐、腹泻和腹胀。肺部体征出现较早，两肺散在中、细湿啰音，发生脓胸、脓气胸和皮下气肿则有相应体征，发生纵隔气肿时呼吸困难加重。可有各种类型皮疹，如荨麻疹或猩红热样皮疹等。

（3）辅助检查。①白细胞检查：外周血白细胞多数明显增高，中性粒细胞增高伴核左移和中毒颗粒。婴幼儿和重症患者可出现外周血白细胞减少，但中性粒细胞百分比仍较高；②X 射线检查：胸部 X 射线可有小片状影，病变发展迅速，甚至数小时内可出现小脓肿、肺大泡或胸腔积液，因此在短期内应重复摄片。病变吸收较一般细菌性肺炎缓慢，重症病例在 2 个月时可能病变还未完全消失。

2.革兰阴性杆菌肺炎

革兰阴性杆菌肺炎的病情较重，治疗困难，预后较差。目前有增多趋势。

（1）病因：病原菌以流感嗜血杆菌和肺炎杆菌为多，免疫缺陷者常发生绿脓杆菌肺炎，新生儿时期易患大肠杆菌肺炎。

（2）病理：以肺内浸润、实变、出血性坏死为主。

（3）临床表现：大多先有数日呼吸道感染症状，病情呈亚急性，但全身中毒症状明显，发热、精神萎靡、嗜睡、咳嗽、呼吸困难、面色苍白、口唇发绀，病重者甚至休克。肺部听诊可听到湿啰音，病变融合有实变体征。

（4）X射线检查：肺部X射线改变多种多样，如肺炎杆菌肺炎可为肺段或大叶性致密实变阴影，其边缘往往膨胀凸出；绿脓杆菌肺炎显示结节状浸润阴影及细小脓肿，后可融合成大脓肿；流感嗜血杆菌肺炎可呈粟粒状阴影。但基本改变为支气管肺炎征象，呈一叶、多叶节段性或大叶性炎症阴影，易见胸腔积液。

3.其他微生物所致肺炎

（1）肺炎支原体肺炎是学龄儿童及青年常见的一种肺炎，婴幼儿亦不少见。本病全年均可发生，占小儿肺炎的10%～20%，流行年份可达30%。

病因：病原体为肺炎支原体，是一种介于细菌和病毒之间的微生物，无细胞壁结构。

临床表现：起病缓慢，潜伏期2～3周，病初有全身不适、乏力、头痛。2～3天出现发热，体温常达39℃左右，可持续1～3周，可伴有咽痛和肌肉酸痛。咳嗽为本病突出的症状，一般于病后2～3天开始，初为干咳，后转为顽固性剧咳，常有黏稠痰液，偶带血丝，少数病例可类似百日咳样阵咳，可持续1～4周。肺部体征多不明显，甚至全无。少数可听到干、湿啰音，但很快消失，故体征与剧咳及发热等临床表现不一致，为本病特点之一。婴幼儿起病急，病程长，病情较重，表现为呼吸困难、喘憋、喘鸣音较为突出，肺部啰音比年长儿多。部分患儿可有溶血性贫血、脑膜炎、心肌炎、肾炎、格林-巴利综合征等肺外表现。

X 射线检查：肺部 X 射线可呈支气管肺炎的改变，常为单侧性，以右肺中下肺野多见。也可为间质性肺炎的改变，两肺呈弥漫性网状结节样阴影，甚至为均匀一致的片状阴影，与大叶性肺炎改变相似，可有肺门阴影增多和胸腔积液。上述改变可相互转化，有时一处消散，而另一处又出现新的病变，即所谓游走性浸润；有时呈薄薄的云雾状浸润影。

（2）衣原体肺炎：衣原体是一种介于病毒和细胞之间的微生物，寄生于细胞内，含有 DNA 和 RNA，有细胞膜。

病因：由衣原体引起的肺炎。衣原体有沙眼衣原体（CT）、肺炎衣原体（CP）、鹦鹉热衣原体、家畜衣原体。与人类关系密切的为 CT 和 CP，偶见鹦鹉热衣原体肺炎。

临床表现。①沙眼衣原体肺炎：主要见于婴儿，多为 1～3 个月小儿。起病缓慢，多不发热或仅有低热，一般状态良好。开始可有鼻塞、流涕等上感症状，半数患儿有结膜炎。呼吸系统主要表现为呼吸增快和具有特征性的、明显的、阵发性不连贯的咳嗽，一阵急促的咳嗽后继以一短促的吸气，但无百日咳样回声。阵咳可引起发绀和呕吐，亦可有呼吸暂停，肺部偶闻及干、湿啰音，甚至捻发音和哮鸣音。CT 肺炎也可急性发病，迅速加重，造成死亡，有报告 89 例 CT 肺炎中猝死占 3 例；②肺炎衣原体肺炎：多见于学龄儿童。大部分为轻症，发病常隐匿，无特异性临床表现，早期多为上感症状，咽痛、声音嘶哑。呼吸系统最多见的症状是咳嗽，1～2 周上感症状逐渐消退而咳嗽逐渐加重，并出现下呼吸道感染征象，如未经有效治疗，则咳嗽可持续 1～2 个月或更长。肺部偶闻及干、湿啰音或哮鸣音。

X 射线检查：沙眼衣原体肺炎 X 射线可显示双侧间质性或小片状浸润，两肺过度充气。肺炎衣原体肺炎 X 射线可见到肺炎病灶，多为单侧下叶浸润，也可为广泛单侧或双侧性病灶。

第四节　支气管哮喘

支气管哮喘是一种由嗜酸性粒细胞、肥大细胞、T 细胞等多种炎性细胞参与的气道慢性炎症性疾病，患者气道具有对各种激发因子刺激的高反应性。临床以反复发作性喘息、呼吸困难、胸闷或咳嗽为特点。常在夜间和（或）清晨发作或加剧，多数患者可自行缓解或治疗后缓解。

一、病因

（一）遗传因素

遗传过敏体质（特异反应性体质、Atopy-特应质）与本病的形成关系很大，多数患儿有婴儿湿疹、过敏性鼻炎和（或）食物（药物）过敏史。本病多数属于多基因遗传病，遗传度 70%～80%，家族成员中气道的高反应性普遍存在，双亲均有遗传基因者哮喘患病率明显增高。国内报道约 20%的哮喘患儿家族中有哮喘患者。

（二）环境因素

1.感染

最常见的是呼吸道感染。其中主要是病毒感染，如呼吸道合胞病毒、腺病毒、副流感病毒等，此外支原体、衣原体以及细菌感染都可引起。

2.吸入过敏原

如灰尘、花粉、尘螨、烟雾、真菌、宠物、蟑螂等。

3.食入过敏原

主要是摄入异类蛋白质如牛乳、鸡蛋、鱼、虾等。

4.气候变化

气温突然下降或气压降低，刺激呼吸道，可诱发哮喘。

5.运动

运动性哮喘多见于学龄儿童，运动后突然发病，持续时间较短。病因尚未完全明了。

6.情绪因素

情绪过于激动，如大笑、大哭引起深吸气，过度吸入冷而干燥的空气可激发哮喘。另外情绪紧张时也可通过神经因素诱发哮喘。

7.药物

如阿司匹林可诱发儿童哮喘。

二、发病机制

20世纪70年代和20世纪80年代初的"痉挛学说"认为支气管平滑肌痉挛导致气道狭窄是引起哮喘的唯一原因，因而治疗的宗旨是解除支气管痉挛。20世纪80年代和20世纪90年代初的"炎症学说"认为哮喘发作的重要机制是炎性细胞浸润，炎性介质引起黏膜水肿，腺体分泌亢进，气道阻塞。因此，在治疗时除强调解除支气管平滑肌痉挛外，还要针对气道的变应性炎症，应用抗感染药物。这是对发病机制认识的一个重大进展。过敏原进入机体可引发两种类型的哮喘反应。

（一）速发型哮喘反应（IAR）

进入机体的抗原与肥大细胞膜上的特异性 IgE 抗体结合，而后激活肥大细胞内的一系列酶促反应，释放多种介质，引起支气管平滑肌痉挛而发病。患儿接触抗原后10min内产生反应，10～30min 达高峰，1～3h 过敏原被机体清除，自行缓解，往往表现为突发突止。

（二）迟发型哮喘反应（LAR）

过敏原进入机体后引起变应性炎症，嗜酸性粒细胞、中性粒细胞、巨噬细胞等浸润，炎性介质释放，一方面使支气管黏膜上皮细胞受损、脱落，神经末梢暴露；另一方面使肺部的微血管通透性增加、黏液分泌增加，阻塞气道，使呼吸道狭窄，导致哮喘发作。患儿在接触抗原后一般3h发病，数小时达高峰。24h后过敏原才能被清除。

此外，无论轻症患者或急性发作的患者，其气道反应性均高，都可有炎症存在，而且这种炎症在急性发作期和无症状的缓解期均存在。

三、临床表现

起病可急可缓。婴幼儿常有 1~2 天的上呼吸道感染表现，年长儿起病较急。发作时患儿主要表现为严重的呼气性呼吸困难，严重时端坐呼吸，患儿焦躁不安，大汗淋漓，可出现发绀。肺部检查可有肺气肿的体征：两肺满布哮鸣音（有时不用听诊器即可听到），呼吸音减低。部分患儿可闻及不同程度的湿啰音，且多在发作好转时出现。

根据年龄及临床特点分为婴幼儿哮喘、儿童哮喘和咳嗽变异性哮喘。

哮喘持续发作超过 24h，经合理使用拟交感神经药物和茶碱类药物，呼吸困难不能缓解者，称为哮喘持续状态。但需要指出的是，小儿的哮喘持续状态不应过分强调时间，而应以临床症状持续严重为主要依据。

四、辅助检查

（一）血常规

白细胞大多正常，若合并细菌感染可增高，嗜酸性粒细胞增高。

（二）血气分析

一般为轻度低氧血症，严重患者伴有二氧化碳潴留。

（三）肺功能检查

呼气峰流速（peak expiratory flow，PEF）减低，指肺在最大充满状态下，用力呼气时所产生的最大流速；1 秒钟最大呼气量降低。

（四）过敏原测定

可作为发作诱因的参考。

（五）X 线检查

在发作期间可见肺气肿及肺纹理增加。

五、诊断

支气管哮喘可通过详细询问病史做出诊断。不同类型的哮喘诊断条件如下。

（一）婴幼儿哮喘

（1）年龄小于 3 岁，喘憋发作不低于 3 次。

（2）发作时双肺闻及以呼气相为主的哮鸣音，呼气相延长。

（3）具有特异性体质，如湿疹、过敏性鼻炎等。

（4）父母有哮喘病等过敏史。

（5）排除其他疾病引起的哮喘。

符合第（1）第（2）第（5）条即可诊断哮喘；如喘息发作 2 次，并具第有（2）第（5）项，可疑哮喘或喘息性支气管炎；若同时有第（3）项和（或）第（4）项者，给予哮喘诊断性治疗。

（二）儿童哮喘

（1）年龄不低于 3 岁，喘息反复发作。

（2）发作时双肺闻及以呼气相为主的哮鸣音，呼气相延长。

（3）支气管舒张剂有明显疗效。

（4）排除其他可致喘息、胸闷和咳嗽的疾病。

疑似病例可选用 1‰肾上腺素皮下注射，0.01mL/kg，最大量不超过每次 0.3mL，或用沙丁胺醇雾化吸入，15min 后观察，若肺部哮鸣音明显减少，或 FEV 上升不低于 15%，即为支气管舒张试验阳性，可诊断支气管哮喘。

（三）咳嗽变异性哮喘

各年龄均可发病。①咳嗽持续或反复发作超过 1 个月，特点为夜间（或清晨）发作性的咳嗽，痰少，运动后加重，临床无感染征象，或经较长时间的抗生素治疗无效；②支气管扩张剂可使咳嗽发作缓解（基本诊断条件）；③有个人或家族过敏史，过敏原皮试可阳性（辅助诊断条件）；④气道呈高反应性，支气管舒张试验阳性（辅助诊断条件）；⑤排除其他原因引起的慢性咳嗽。

六、鉴别诊断

（一）毛细支气管炎

此病多见于 1 岁以内的婴儿，病原体为呼吸道合胞病毒或副流感病毒，也有呼吸困难和喘鸣，但其呼吸困难发生较慢，对支气管扩张剂反应差。

（二）支气管淋巴结核

可引起顽固性咳嗽和哮喘样发作，但阵发性发作的特点不明显，结核菌素试验阳性，X 线检查有助于诊断。

（三）支气管异物

患儿会出现哮喘样呼吸困难，但患儿有异物吸入或呛咳史，肺部 X 线检查有助于诊断，纤维支气管镜检可确诊。

七、治疗

（一）治疗原则

坚持长期、持续、规范、个体化的治疗原则。

1.发作期

快速缓解症状、抗感染、平喘。

2.持续期

长期控制症状、抗感染、降低气道高反应性、避免触发因素、自我保健。

（二）发作期治疗

1.一般治疗

注意休息，去除可能的诱因及致敏物。保持室内环境清洁，适宜的空气湿度和温度，良好的通风换气和日照。

2.平喘治疗

（1）肾上腺素能β₂受体激动剂：松弛气道平滑肌，扩张支气管，稳定肥大细胞膜，增加气道的黏液纤毛清除力，改善呼吸肌的收缩力。①沙丁胺醇气雾剂每揿 100μg。

每次 1～2 撤，每日 3～4 次。0.5%水溶液每次 0.01～0.03mL/kg，最大量 1mL，用 2～3mL 生理盐水稀释后雾化吸入，重症患儿每 4～6h 一次。片剂每次 0.1～0.15mg/kg，每天 2～3 次。或小于 5 岁者每次 0.5～1mg，5～14 岁者每次 2mg，每日 3 次；②特布他林每片 2.5mg，1～2 岁者每次 1/4～1/3 片，3～5 岁者每次 1/3～2/3 片，6～14 岁者每次 2/3～1 片，每日 3 次；③其他β_2受体激动剂。

（2）茶碱类：氨茶碱口服每次 4～5mg/kg，每 6～8h 一次，严重者可静脉给药，应用时间长者，应监测血药浓度。

（3）抗胆碱类药：可抑制支气管平滑肌的 M 样受体，引起支气管扩张，也能抑制迷走神经反射所致的支气管平滑肌收缩。以 M 受体阻滞剂更为有效。可用溴化羟异丙托品，对心血管系统作用弱，用药后峰值出现在 30～60min，其作用部位以大中气道为主，而β_2受体激动剂主要作用于小气道，故两种药物有协同作用。气雾剂每撤 20μg，每次 1～2 撤，每日 3～4 次。

3.肾上腺素的应用

肾上腺素可以抑制特应性炎症反应，降低毛细血管通透性，减少渗出及黏膜水肿，降低气道的高反应性，故在哮喘治疗中受到高度重视。除在严重发作或持续状态时可短期静脉应用地塞米松或氢化可的松外，多主张吸入治疗。常用的吸入制剂如下。①丙酸倍氯米松气雾剂（BDP）：每撤 200μg；②丙酸氟替卡松气雾剂（FP）：每撤 125μg。以上药物根据病情每日 1～3 次，每次 1～2 撤。现认为每日 200～400μg 是很安全的剂量，重度年长儿可达到 600～800μg，病情一旦控制，可逐渐减少剂量，疗程要长。

4.抗过敏治疗

（1）色甘酸钠：能稳定肥大细胞膜，抑制释放炎性介质，阻止迟发性变态反应，抑制气道高反应性。气雾剂每撤 2mg，每次 2 撤，每日 3～4 次。

（2）酮替芬：为碱性抗过敏药，抑制炎性介质释放和拮抗介质，改善β受体功能。对儿童哮喘疗效较成人好，对已发作的哮喘无即刻止喘作用。每片 1mg。小儿每次

$0.25 \sim 0.5mg$，$1 \sim 5$ 岁者 $0.5mg$，$5 \sim 7$ 岁者 $0.5 \sim 1mg$，7 岁以上者 $1mg$，每天 2 次。

5.哮喘持续状态的治疗

哮喘持续状态是支气管哮喘的危症，需要积极抢救治疗，否则会因呼吸衰竭导致死亡。

（1）一般治疗：保证液体入量。因机体脱水时呼吸道分泌物黏稠，阻塞呼吸道使病情加重。一般补 $1/5 \sim 1/4$ 张液即可，补液的量根据病情决定，一般 24h 液体需要量为 $1000 \sim 1200mL/m^2$。如有代谢性酸中毒，应及时纠正，注意保持电解质平衡。如患儿烦躁不安，可适当应用镇静剂，但应避免使用抑制呼吸的镇静剂（如吗啡、哌替啶）。如合并细菌感染，应用抗生素。

（2）吸氧：保证组织细胞不发生严重缺氧。

（3）迅速解除支气管平滑肌痉挛：静脉应用氨茶碱、肾上腺皮质腺素，超声雾化吸入沙丁胺醇。若经上述治疗仍无效，可用异丙肾上腺素静脉滴注，将 $0.5mg$ 药物加入 10% 葡萄糖 $100mL$ 中（$5\mu g/mL$），开始以每分钟 $0.1\mu g/kg$ 缓慢静脉点滴，在心电图及血气监测下，每 $15 \sim 20min$ 增加 $0.1\mu g/kg$，直到氧分压及通气功能改善，或达 $6\mu g/(kg \cdot min)$，症状减轻后，逐渐减量，维持用药 24h。如用药过程中心率达到或超过 200 次/min 或有心律失常应停药。

（4）机械通气：严重患者应用呼吸机辅助呼吸。

（三）缓解期治疗及预防

（1）增强抵抗力，预防呼吸道感染，可减少哮喘发病的机会。

（2）避免接触过敏原。

（3）根据不同情况选用适当的免疫疗法，如转移因子、胸腺素、脱敏疗法、气管炎疫苗、死卡介苗。

（4）可用丙酸倍氯松吸入，每日不超过 $400\mu g$，长期吸入，疗程达 1 年以上；酮替芬用量同前所述，疗程 3 个月；色甘酸钠长期吸入。

总之，哮喘是一种慢性疾病，仅在发作期治疗是不够的，需进行长期的管理，提高对疾病的认识，配合防治，控制哮喘发作，维持长期稳定，提高患者生活质量，这是一个非常复杂的系统工程。

第五节 肺脓肿

肺脓肿是肺实质由于炎性病变坏死、液化形成的脓肿。可见于任何年龄。

一、临床表现

起病多隐匿，发热无定型，有持续或弛张型高热，可伴寒战。咳嗽可为阵发性。有时出现呼吸增快或喘憋、胸痛或腹痛，常见盗汗、乏力、体重下降，婴幼儿多伴呕吐与腹泻。如脓肿与呼吸道相通，咳出臭味脓痰，则与厌氧菌感染有关，可咳血痰，甚至大咯血。如脓肿破溃，与胸腔相通，则成脓胸及支气管胸膜瘘。痰量多时，收集起来静置后可分3层：上层为黏液或泡沫，中层为浆液，下层为脓块或坏死组织。个别可伴有咯血。婴儿不会吐痰，常导致呕吐、腹泻，症状可随大量脓痰排出而减轻。肺部体征因病变部位、范围和周围炎症程度而异，一般局部叩诊浊音，呼吸音减低。如脓腔较大，并与支气管相通，咳出较多痰液后，局部叩诊可呈空瓮音，并可闻及管状呼吸音或干湿啰音，语音传导增强。严重者可有呼吸困难及发绀，数周后有的还可出现杵状指（趾）。

二、分型

临床上常分为吸入性肺脓肿、血原性肺脓肿与继发性肺脓肿三类。

三、病理生理

主要继发于肺炎，其次为脓毒血症或败血症引起的血原性肺脓肿。偶自邻近组织化脓病灶，如肝脓肿、膈下脓肿或脓胸蔓延到肺部。此外，异物吸入（包括神志不清时吸入上呼吸道分泌物或呕吐物）、肿瘤或异物压迫可使支气管阻塞而继发化脓性感染，肺吸虫、蛔虫及阿米巴等也可引起肺脓肿。病原菌以金黄色葡萄球菌、厌氧菌为多见，其次为肺炎链球菌、各型链球菌、流感嗜血杆菌及大肠杆菌、克雷白杆菌和绿脓杆菌等。原发性或继发性免疫功能低下和免疫抑制剂应用均可促其发生。

早期肺组织炎症和细支气管阻塞，继之有血管栓塞、肺组织坏死和液化形成脓腔，最后可破溃到支气管内，致脓痰和坏死组织排出，脓腔消失后病灶愈合。如脓肿靠近胸膜，可发生局限性纤维素性胸膜炎。周围健全的肺组织显示代偿性膨胀。若治疗不充分或支气管引流不畅，坏死组织留在脓腔内，炎症持续存在则转为慢性，脓腔周围肉芽组织和纤维组织增生，腔壁变厚，支气管上皮向内增生，覆盖于脓腔壁上，周围的细支气管受累变形或发生程度不等的扩张。少数患者的脓毒栓子可经体循环或椎前静脉丛逆行至脑，引起脑脓肿。

四、诊断

（1）有原发病病史。

（2）发病急剧，寒战、高热、胸痛、咳嗽，伴全身乏力、食欲减退，1~2周当脓肿破溃与支气管相通后痰量突然增多，为脓痰或脓血痰。若为厌氧菌感染，则痰有恶臭味。

（3）如病变范围小且位于肺的深处，离胸部表面较远，体检时可无异常体征。如病变范围较大且距胸部表面较近，相应局部叩诊浊音，语颤增强，呼吸音减低，或可闻及湿啰音。

（4）血白细胞计数增多，中性粒细胞增高。病程较长，可出现贫血，脓痰可多至数百毫升。镜检时见弹力纤维，证明肺组织有破坏，吸取脓痰或气管分泌物培养可得病原菌。

（5）胸部 X 线检查：早期可见大片浓密模糊的炎性浸润阴影，脓腔形成后出现圆形透亮区，内有液平面，其周围有浓密的炎性浸润阴影，脓肿可单发或多发。病变好发于上叶后段、下叶背段及后基底段，右肺多于左肺。异物吸入引起者，以两肺下叶多见。金黄色葡萄球菌败血症引起者，常见两肺多发性小脓肿及肺泡性肺气肿。治疗后可残留少许纤维素条阴影。慢性肺脓肿腔壁增厚，周围有纤维组织增生，可伴支气管扩张、胸膜增厚。

（6）痰涂片或痰培养可检出致病菌。

（7）纤维支气管镜检查：对病因诊断不能肯定的肺脓肿，纤维支气管镜检查是鉴别单纯肺脓肿和肺结核的重要方法。可获取与病因诊断有关的细菌学和细胞学证据，又可对吸出痰液、帮助引流起一定的治疗作用。

五、鉴别诊断

（一）肺大泡

在 X 线胸片上肺大泡壁薄，形成迅速，并可在短时间内自然消失。

（二）支气管扩张继发感染

根据既往严重肺炎或结核病等病史，如典型的清晨起床后大量咳痰，以及 X 线胸片、CT 检查及支气管造影所见，可以鉴别。

（三）肺结核

肺脓肿可与结核瘤、空洞型肺结核和干酪性肺炎相混。应做结核菌素试验、痰液涂片或细菌培养，寻找结核菌。在 X 线胸片上，肺结核空洞周围有浸润影，一般无液平面，常有同侧或对侧结核播散病灶。

（四）先天性肺囊肿

其周围肺组织无浸润，液性囊肿呈界限清晰的圆形或椭圆形阴影。

（五）肺隔离症

叶内型与支气管相通的囊肿型肺隔离症继发感染时，X 线胸片上可显示带有液平面的类似肺脓肿征象。病灶常位于左下叶后段，胸部 CT、纤维支气管镜检查、主动脉造影可证实。

（六）肺包虫囊肿

肺包虫囊肿多见于牧区，患者常有犬、牛、羊密切接触史，临床症状较轻。X 线胸片上可见单个或多个圆形囊肿，边缘清楚、密度均匀，多位于肺下部，典型者可呈现双弓征、半月征、水上浮莲征等。

（七）肺吸虫病

肺吸虫病是以肺部病变为主要改变的全身性疾病，早期表现为低热、乏力、盗汗、消瘦。肺型患者咳黏稠腥臭痰，反复咯血，伴胸痛或沉重感。X 线胸片开始表现为边缘模糊的云雾状浸润影，内部密度不均，形成脓肿时呈圆形、椭圆形阴影，密度较高，多位于中下肺野。成熟期表现为大小不等的片状、结节状阴影，边缘清楚，内部有多发性蜂窝状透光区，痰中可查到虫卵。此外，还可进行皮肤试验和补体结合试验。

（八）阿米巴肺脓肿

可有肠道、肝脏阿米巴病病史。本病主要表现为发热、乏力、盗汗、食欲缺乏、胸痛，咳少量黏液痰或脓性痰、血痰、脓血痰。肝源性阿米巴肺脓肿患者典型痰为巧克力样脓痰。X 线胸片上显示右肺中、下野中心区密度浓厚，而周围呈云雾状浸润影。如与支气管相通，内容物被排出则会出现液平面。

六、治疗

（一）抗生素治疗

在一般抗细菌感染经验用药基础上，根据痰液细菌培养及敏感试验选用抗生素。对革兰阳性菌选用半合成青霉素、第一或第二代头孢菌素类、大环内酯类及万古霉素等；对阴性杆菌则选用氨基糖苷类及广谱青霉素、第二或第三代头孢菌素。甲硝唑对各种专性厌氧菌有强大的杀菌作用，但对需氧菌、兼性厌氧菌及微量需氧菌无作用。甲硝唑常用剂量为 20～50mg（kg·d），分 3～4 次口服。对重症或不能口服者，应静脉滴注，10～15mg（kg·d），分 2 次静脉滴注。一般疗程较长，4～6 周。停药要根据临床症状、体温、胸部 X 线检查，待脓腔关闭、周围炎症吸收好转，应逐渐减药至停药。

（二）痰液引流

保证引流通畅，是治疗成功的关键。①体位引流：根据脓肿部位和支气管位置采用不同体位，每次 20min，每日 2～3 次。引流前可先做雾化吸入，再协助拍背，使痰液易于排出。但对脓痰量极多，而体格衰弱的患儿宜慎重，以免大量脓痰涌出，窒息气道；②抗生素治疗：效果不佳或引流不畅者，可进行支气管镜检查，吸出痰液和腔内注入药物；③脓腔较大，与胸腔壁有粘连，亦可经胸壁穿刺排脓；④通过支气管肺泡灌洗法排脓，术前充分给氧。可在内镜下将吸引管插入支气管镜，直达需灌洗的支气管或脓腔。也可直接将吸引管经气管插管插入，将吸引管前端缓缓推进到目的支气管；⑤鼓励咳嗽和加用祛痰剂。

（三）镇静剂和镇咳剂

原则上不使用镇静剂和镇咳剂，以免妨碍痰液的排出。对咯血者应酌情给予镇静剂，如苯巴比妥钠或水合氯醛等，并给予止血药物。此外，给予支气管扩张剂、气道湿化、肺部理疗等均有利于痰液排出。

（四）支持疗法

注意高蛋白、高维生素饮食，少量多次输血及氨基酸或脂肪乳等。

（五）外科手术治疗

经内科治疗 2 个月以上无效者，可考虑外科手术治疗。但术前后仍需用抗生素治疗。

（六）局部治疗

对急性肺脓肿，采用气管穿刺或留置肺导管滴入抗生素进行局部治疗，可望脓腔愈合而避免手术治疗。一般采用环甲膜穿刺法，穿刺部位在环状软骨与甲状软骨之间，常规消毒及局麻后，用 7 号血浆抽取针以垂直方向刺入气管，先滴入 4% 普鲁卡因 1～2mL 麻醉气管黏膜，在 X 线透视下将聚乙烯塑料导管经针孔插至病变部位，其外端口部用消毒纱布包好，胶布固定，滴药前先取适当体位排出脓液，然后缓慢滴入药液，再静卧 1～2h。通过留置导管，每日可注药 3～4 次。除婴儿外，2 岁以上小儿均可作为治疗对象。

七、预后

一般预后良好。吸入异物所致者，在取出异物后迅速痊愈。有时脓肿经支气管排脓，偶可自愈。并发支气管扩张症、迁徙性脓肿或脓胸时预后较差。

八、临床护理及预防

对急性肺炎和败血症应及时彻底治疗。有呼吸道异物吸入时，需迅速取出异物。在扁桃体切除及其他口腔手术过程中，应避免组织吸入肺部。病原菌有葡萄球菌、链球菌、肺炎双球菌等。病原菌可由呼吸道侵入，也可由血行播散，偶由邻近组织化脓后向肺组织浸润所致。病变与支气管交通或损伤毛细血管，则引起咳脓痰、咯血。

患儿最好住单间病室，室内要空气新鲜、舒适、安静。定期消毒病室。急性期卧床休息，恢复期可以适当活动。给高蛋白、高热量、高维生素半流食或软饭，鼓励患儿多进食，以补充疾病的消耗。记出入量，必要时按医嘱由静脉输液补充入量。痰液排出不畅时，可做体位引流，每日 1～2 次，每次 15～20min，饭前、睡前进行。根据病变部位选择引流的体位。口腔护理：早晚刷牙漱口，饭前、饭后漱口。高热患儿按高热常规护理，汗多者用温水擦浴，更换内衣。指导家长为患儿安排好锻炼、休息和治疗，定期返院复查。

第六节　肺水肿

肺水肿是一种肺血管外液体增多的病理状态，浆液从肺循环中漏出或渗出，当超过淋巴引流时，多余的液体即进入肺间质或肺泡腔内，形成肺水肿。

一、临床表现

起病或急或缓。胸部不适，或有局部痛感。呼吸困难和咳嗽为主要症状。常见苍白、青紫及惶恐神情，咳嗽时往往吐出泡沫性痰液，并可见少量血液。初起时，胸部物理征主要见于后下胸，如轻度浊音及多数粗大水泡音，逐渐发展到全肺。心音一般微弱，脉搏速而微弱，病变进展可出现倒气样呼吸，呼吸暂停，周围血管收缩，心搏过缓。

二、病理生理

基本原因是肺毛细血管及间质的静水压力差（跨壁压力差）和胶体渗透压差间的平衡遭到破坏。肺水肿常见病因如下。

（1）肺毛细血管静水压升高：血液动力性肺水肿。①血容量过多；②左心室功能不全、排血不足，致左房舒张压增高；③肺毛细血管跨壁压力梯度增加。

（2）血浆蛋白渗透压降低。

（3）肺毛细血管通透性增加，亦称中毒性肺水肿或非心源性肺水肿。

（4）淋巴管阻塞，淋巴回流障碍也是肺水肿的原因之一。

（5）肺泡毛细血管膜气液界面表面张力增高。

（6）其他原因形成肺水肿：①神经源性肺水肿；②高原性肺水肿；③革兰阴性菌败血症；④呼吸道梗阻，如毛细支气管炎和哮喘。

间质性肺水肿及肺泡角新月状积液时，多不影响气体交换，但可能引起轻度肺顺应性下降。肺泡大量积液时可出现下列变化：①肺容量包括肺总量、肺活量及残气量减少；②肺顺应性下降，气道阻力及呼吸功能增加；③弥散功能障碍；④气体交换障碍导致动静脉分流，结果动脉血氧分压减低。气道出现泡沫状液体时，上述通气障碍及换气障碍更进一步加重，大量肺内分流出现，低氧血症加剧。当通气严重不足时，动脉血二氧化碳分压升高，血液氢离子浓度增加，出现呼吸性酸中毒。若缺氧严重，心排血量减低，组织血灌注不足，无氧代谢造成乳酸蓄积，可并发代谢性酸中毒。

三、诊断

间质肺水肿多无临床症状及体征。肺泡水肿时，肺顺应性减低，首先出现症状为呼吸增快，动脉血氧降低，PCO_2 由于通气过度可下降，表现为呼吸性碱中毒。肺泡水肿极期时，上述症状及体征进展，缺氧加重，如抢救不及时可因呼吸循环衰竭而死亡。

X 线检查间质肺水肿可见索条阴影；淋巴管扩张和小叶间隔积液各表现为肺门区斜直线条和肺底水平条状的 Kerby A 和 Kerby B 线影。肺泡水肿则可见小斑片状阴影。随着病程进展，阴影多融合在肺门附近及肺底部，形成典型的蝴蝶状阴影或双侧弥漫片絮状阴影，致心影模糊不清。可伴叶间及胸腔积液。

四、鉴别诊断

肺水肿需与急性肺炎、肺不张及成人呼吸窘迫综合征等相鉴别。

五、治疗

治疗的目的是改善气体交换、迅速减少液体蓄积和去除病因。

（一）改善肺脏通气及换气功能、缓解缺氧

首先抽吸痰液保持气道通畅，对轻度肺水肿缺氧不严重者可给予鼻导管低流量氧。如肺水肿严重，缺氧显著，可相应提高吸氧浓度，甚至开始时用 100%氧吸入。在下列情况用机械通气治疗：①有大量泡沫痰、呼吸窘迫；②动静脉分流增多，吸氧浓度虽增至 50%～60%而动脉血氧分压仍低于 6.7～8.0kPa（50～60mmHg）时，表示肺内动静脉分流量超过 30%；③动脉血二氧化碳分压升高。应用人工通气前，应尽量将泡沫吸干净。如间歇正压通气用 50%氧吸入而动脉氧分压仍低于 60mmHg（8kPa）时，则应用呼气末正压呼吸。

（二）采取措施，将水肿液驱回血循环

（1）快速作用的利尿剂如呋塞米对肺水肿有良效，在利尿前症状即可有好转，这是由于肾外效应，血重新分布，血从肺循环到体循环去。注射呋塞米 5～15min 后，肺毛细血管压可降低，然后较慢出现肾效应：利尿及排出钠、钾，大量利尿后，肺血量减少。

（2）终末正压通气，提高了平均肺泡压，使肺毛细血管跨壁压力差减小，使水肿液回流入毛细血管。

（3）肢体缚止血带及头高位以减少静脉回心血量，可将增多的肺血量重新分布到周身。

（4）吗啡引起周围血管扩张，减少静脉回心血量，降低前负荷，又可减少焦虑，降低基础代谢。

（三）针对病因治疗

如针对高血容量采取脱水疗法；针对左心衰竭应用强心剂，用α受体阻滞剂如酚妥拉明 5mg 静脉注射，使血管扩张，减少周围循环阻力及肺血容量，效果很好。近年来有用硝普钠以减轻心脏前后负荷，加强心肌收缩能力，降低高血压。

（四）降低肺毛细血管通透性

激素对毛细血管通透性增加所致的非心源性肺水肿，如吸入化学气体、呼吸窘迫综合征及感染性休克引起的肺水肿有良效。可用氢化可的松 5～10mg（kg·d）静脉点滴。病情好转后及早停用。抗生素对因感染、中毒引起的肺毛细血管通透性增高所致肺水肿有效。

（五）其他治疗

严重酸中毒时若适当给予碳酸氢钠或三羟甲基氨基甲烷（THAM）等碱性药物，酸中毒纠正后收缩的肺血管可舒张，肺毛细血管静水压降低，肺水肿减轻。

当肺损伤可能因有毒性的氧自由基引起时可用抗氧化剂治疗，以清除氧自由基，减轻肺水肿。

第七节　肺不张

一侧一叶或一段肺内气体减少和体积缩小，称肺不张。肺不张不是一个独立疾病，而是一种病理表现。

一、临床表现

临床症状取决于病因或肺不张的程度。轻者可无自觉症状或咳嗽经久不愈。急性大叶性肺不张或一侧肺不张，可出现呼吸困难、发绀等严重气体交换障碍。

二、病理生理

气道阻塞是肺不张最常见原因。小儿由于支气管柔软，呼吸道感染机会多，淋巴系统反应明显，故胸腔内淋巴结容易肿大。这些原因可使支气管受到管内阻塞或管外压迫，其结果是气体不能通过，远端肺泡内气体被吸收，使肺的体积缩小，引起肺不张。此外，如大量胸腔积液、气胸或胸腔内肿物的压迫，均可产生压迫性肺不张。由肺部纤维化所致局限性或普遍性肺组织体积缩小，亦可由表面活性物质缺乏而致弥漫性点状肺不张。

三、诊断

诊断根据临床表现。实验室检查无特异，如由于细菌感染，可有白细胞及中性粒细胞增加。有肺不张的年长儿，可做肺功能测定，可表现为肺容量降低。大部分有明显肺不张患者，有气道高反应性疾病如哮喘，有 MEFR 下降和 PW 下降。

X 线检查：胸部 X 线片是诊断肺不张唯一可靠的方法。其表现有不张肺叶容积缩小，密度增加，与不张相邻的叶间胸膜向不张肺叶移位，在不张肺叶内肺纹理和支气管呈聚拢现象。上叶肺不张常有气管向患侧移位，下叶肺不张常伴有同侧横膈升高。其他肺叶则可出现代偿性过度膨胀，另外大叶或一侧全肺不张还可见到肋间隙变窄。

（一）一侧肺不张

常见于一侧主支气管阻塞或由大量气胸或胸腔积液引起。在儿科引起支气管阻塞而致一侧肺不张的主要为异物及结核。胸腔内特别是纵隔占位性病变，可压迫左右主支气管而引起肺不张。

（二）上叶肺不张

多见于感染，如有慢性迁延性肺不张，应考虑结核或肿物。

（三）右中叶肺不张

正位胸片显示右侧肺门下部和心缘旁有一片密度增高的三角形阴影，又称右肺中叶综合征。由于右肺中叶支气管较短，管径较小，且与上右主支气管成锐角关系，加之其周围有一组引流上叶、下叶的淋巴结，因此很容易引起管腔阻塞而致肺不张。小儿多因结核性或非特异性淋巴结炎引起，有时还可反复继发肺部感染。

（四）下叶肺不张

多见于感染。特别要注意左下叶肺不张可完全隐蔽在心影之后，很容易漏诊，应注意是否有肺门下移、心影移位、横裂下移或消失、横膈抬高和膈影模糊等 X 线征象。

四、治疗

（一）去除病因

根据发病原因选用敏感抗生素或抗结核治疗。怀疑有异物、分泌物黏稠堵塞或肺不张部位长期不能复张，应做纤维支气管镜检查，取出异物或吸出分泌物，或取分泌物培养和做活体组织检查。

（二）分泌物引流

在肺部感染或哮喘持续状态而致黏液栓塞时，可口服祛痰剂，使痰液稀释，利于排出。要鼓励咳嗽，经常变换或采用体位引流，对于有的患者还可定期拍背吸痰促使痰液排出，使肺迅速复张。

（三）外科治疗

如内科积极治疗，包括支气管镜检查，而肺不张仍持续 12～18 个月以上，应进一步做支气管碘油造影以明确诊断。如有局部支气管扩张，应考虑肺叶切除；如肿瘤引起肺不张，应尽早手术切除。

第八节　阻塞性肺气肿

肺气肿是指终末细支气管远端（呼吸细支气管、肺泡管、肺泡囊和肺泡）的气道弹性减退，过度膨胀、充气和肺容积增大或同时伴有气道壁破坏的病理状态。按其发病原因肺气肿有如下几种类型：老年性肺气肿、代偿性肺气肿、间质性肺气肿、灶性肺气肿、间隔旁型肺气肿、阻塞性肺气肿。

一、病因

肺气肿病因极为复杂，简述如下。

（一）吸烟

纸烟含有多种有害成分，如焦油、尼古丁和一氧化碳等。吸烟者黏液腺岩藻糖及神经氨酸含量增多，可抑制支气管黏膜纤毛活动，反射性引起支气管痉挛，减弱肺泡巨噬细胞的作用。

（二）大气污染

尸检材料证明，气候和经济条件相似情况下，大气污染严重地区肺气肿发病率比污染较轻地区高。

（三）感染

呼吸道病毒和细菌感染与肺气肿的发生有一定关系。反复感染可引起支气管黏膜充血、水肿，腺体增生、肥大，分泌功能亢进，管壁增厚狭窄，引起气道阻塞。

（四）蛋白酶-抗蛋白酶平衡失调

体内的一些蛋白水解酶对肺组织有消化作用，而抗蛋白酶对于弹力蛋白酶等多种蛋白酶有抑制作用。

二、症状

慢性支气管炎并发肺气肿时，在原有咳嗽、咳痰等症状的基础上出现了逐渐加重的呼吸困难。最初仅在劳动、上楼或登山、爬坡时有气急。随着病情的发展，在平地活动时，甚至在静息时也感气急。当慢性支气管炎急性发作时，支气管分泌物增多，进一步加重通气功能障碍，胸闷、气急加剧，严重时可出现呼吸功能衰竭的症状，如发绀、头痛、嗜睡、神志恍惚等。

三、检查

（一）X线检查

胸廓扩张，肋间隙增宽，肋骨平行，活动减弱，膈降低且变平，两肺野的透亮度增加。

（二）心电图检查

一般无异常，有时可呈低电压。

（三）呼吸功能检查

对诊断阻塞性肺气肿有重要意义。

（四）血液气体分析

如出现明显缺氧、二氧化碳潴留时，则动脉血氧分压（PaO_2）降低，二氧化碳分压（$PaCO_2$）升高，并可出现失代偿性呼吸性酸中毒，pH降低。

（五）血液和痰液检查

一般无异常，继发感染时似慢性支气管炎急性发作表现。

四、治疗

（1）适当应用舒张支气管药物，如氨茶碱，β_2 受体兴奋剂。如有过敏因素存在，可适当选用皮质激素。

（2）根据病原菌或经验应用有效抗生素，如青霉素、庆大霉素、环丙沙星、头孢菌素等。

（3）呼吸功能锻炼。做腹式呼吸，缩唇深慢呼气，以加强呼吸肌的活动。增加膈的活动能力。

（4）家庭氧疗，每天 12～15h 的给氧能延长寿命，若能达到每天 24h 的持续氧疗，则效果更好。

（5）物理治疗。视病情制定方案，例如气功、打太极拳、呼吸操、定量行走或登梯练习。

（6）预防。首先是戒烟。注意保暖，避免受凉，预防感冒。改善环境卫生，做好个人劳动保护，消除及避免烟雾、粉尘及刺激性气体对呼吸道的影响。

第三章　传染性疾病

第一节　麻疹

一、概述

麻疹是麻疹病毒引起的急性呼吸道传染病。主要通过飞沫直接传播，患者是主要传染源。其临床表现有发热、咳嗽、流鼻涕、眼结合膜炎、科普利克斑（Koplik′s spots）及皮肤广泛的斑丘疹。传染性较强，多见于儿童。近年来，由于麻疹病毒基因变异，其发病率有上升趋势，且年龄分布有所改变，年长儿、青少年发病相对增多。另外轻型或不典型病例亦增多，给临床诊断带来一定的困难。单纯麻疹预后良好，但重型麻疹病死率较高。

二、诊断要点

（一）诊断依据

（1）早期有发热、喷嚏、流涕、畏光等其他症状，口腔黏膜见到白色细小的麻疹黏膜斑（Koplik 斑）。患儿在发病前 2～3 周有麻疹接触史。

（2）持续发热 3～4d 开始出现淡红色斑丘疹，初见于耳后、发际，渐向头面、颈部，后自上而下延及躯干和四肢，最后见于手心、足底及鼻尖。疹间可见正常皮肤。

（3）恢复期皮疹消退后，有棕褐色色素沉着和糠麸样脱屑。

（4）直接荧光法可检出患儿鼻黏膜、痰及尿沉渣剥脱细胞中麻疹病毒抗原，可见到多核巨细胞。对不典型病例可做血凝抑制试验测定血凝抑制抗体，病后 1 个月抗体效果较初期增加 4 倍以上。具有上述第（1）～（3）项即可临床诊断为麻疹（典型麻疹），同时具有第（4）项可病原学确诊。

（二）麻疹的临床类型及特点

麻疹临床发展过程除典型表现外，部分病例可呈非典型表现。

1.轻型麻疹

轻型麻疹见于接种过麻疹疫苗或注射过免疫球蛋白获得部分免疫的小儿及第二次感染发病者，全身中毒症状轻，病程短，呼吸道其他症状减轻，麻疹黏膜斑不典型，出疹期短，出疹顺序不规则，皮疹色淡稀少，无并发症。

2.重型麻疹

重型麻疹多由于体质弱或有其他疾病，如营养不良、免疫功能低下或伴有继发性细菌感染等，使病情加重，如中毒性麻疹，起病不久即出现高热，伴有严重中毒症状，出现神志昏迷、反复惊厥、呼吸急促、唇指发绀、脉搏细速、皮疹密集、呈暗红色、融合成片。可有出血性皮疹，甚至伴有内脏出血等。有些年幼体弱的小儿皮疹未能出透，未及手足心，或皮疹突然隐没，体温低于常温，四肢厥冷，脉搏细弱，呼吸不规则或困难。多因心功能不全或循环衰竭引起，并发重症细菌性肺炎或其他病毒性肺炎也属于重型麻疹，常发生心力衰竭。

3.非典型麻疹综合征或异型麻疹

由于疫苗保存不当而致灭活，接种数年后再感染麻疹病毒而引起本综合征，潜伏期1~2周，前驱期有发热、轻度卡他症状，可无麻疹黏膜斑，发病后3~4d出现皮疹。反向出疹顺序：先见手心及脚底，后扩展到肢体和躯干，波及面部。皮疹多样化，斑丘疹、红斑、荨麻疹，亦可出现紫癜或水疱。中毒症状较重，常并发肺炎。血中麻疹抗体滴度很高。

4.免疫低下者麻疹

如肿瘤患者、肾上腺皮质激素治疗者、营养不良者等，若患麻疹，病情危重，易并发脑炎，病死率较高。

三、鉴别诊断

（一）风疹重点与轻型麻疹鉴别。

都有发热、皮疹。较少发生眼结合膜炎，无科氏斑。发热1～2d出疹，迅速遍及全身。1～2d消退，不留色素沉着。

（二）幼儿急疹

多见于婴幼儿，1岁以内为主。常发生高热，热退时或热退后出现皮疹。可伴有高热惊厥，但少有呼吸道其他症状。皮疹1～2d消退，不留色素沉着。

（三）猩红热

高热，中毒症状重，有咽峡炎、杨梅舌、口周苍白圈及扁桃体炎，皮肤弥漫充血，上有密集针尖大小的丘疹，发热1～2d出疹，出疹期高热。

（四）肠道病毒感染

有发热、咽痛、流涕、结膜炎及腹泻，全身或颈、枕后淋巴结肿大，散在斑丘疹，发热时或热退后出疹。

（五）药物疹

皮疹瘙痒，出疹与用药有关。

（六）其他

如败血症、过敏性皮疹等，根据流行病学、临床表现、皮疹特点及实验室检查等可鉴别。

四、治疗要点

目前无特效药物，主要以加强护理、对症处理和预防并发症。

（一）一般治疗

患儿应予以呼吸道隔离至出疹后5d止，若有并发症则隔离应延长至疹后10d。患儿应卧床休息，室内应经常通风保持空气新鲜，温度与湿度应较恒定，避免过热和过干。患儿衣着、被盖不宜过多、过厚，以利散热。供给足够的水分，给予富有营养、易消化的食物，补充多种维生素，尤其维生素 A 和 B 族维生素，以防角膜软化、失明或口腔炎。恢复期患儿不应忌口。

（二）基本药物治疗

1.对症治疗

高热患儿可给予物理降温或小剂量退热剂，以免热度骤降而出现虚脱。烦躁不安者可适当用镇静剂。咳嗽时可给予镇咳祛痰药，如复方甘草合剂，剂量每岁每次 1mL，每日 3 次口服，或予以超声雾化吸入药物，口服沐舒坦、溴己新（必嗽平）。体弱者可适当少量输血或血浆。

2.抗病毒治疗

利巴韦林（病毒唑）每日 10～15mg/kg，静脉、肌肉注射或口服，酌情而定。

（三）并发症治疗

1.麻疹肺炎

麻疹患儿若并发细菌性肺炎时，根据可能的致病菌，选用 1～2 种抗生素，静脉给药。

2.麻疹喉炎

室内湿度宜增高。麻疹引起轻度喉炎，预后良好。若继发金黄色葡萄球菌感染时，则病情严重，甚至出现喉梗阻。轻度喉梗阻者，可用抗生素、糖皮质激素（如地塞米松、氢化可的松）静脉给药。病情严重者，应给予吸氧、超声雾化吸入等措施，并给予镇静剂，如异丙嗪、地西泮（安定）等。若继续烦躁不安，吸气性呼吸困难，出现发绀，则应立即气管插管或气管切开，以免危及生命。

3.麻疹肺炎并发心力衰竭

麻疹并发肺炎患儿，若出现气急加剧，烦躁不安，呼吸次数>60 次/分，心率增快>160～180 次/分，肝脏进行性肿大，应立即按心力衰竭处理，氧气吸入，给予镇静剂及洋地黄制剂，毛花苷 C（西地兰）饱和量：2 岁以下 0.03～0.04mg/kg；2 岁以上 0.02～0.03mg/kg。首剂用饱和量的 1/2，余量分 2 次，每 4～6h 给药 1 次，加入 10%葡萄糖液 10～20mL 静脉注射，一般不需要用维持量，对伴有先天性心脏病患儿，常需以地高辛维持，维持量为总量的 1/5，同时应用呋塞米（速尿）等利尿剂。如发生心肌炎，应卧床休息，加用维生素 C、辅酶 A、三磷酸腺苷治疗等。

4.麻疹脑炎。麻疹并发脑炎，主要为对症处理，包括退热、止惊、降低颅内高压等措施，注意防止脑疝、呼吸衰竭发生。

五、疗效评估

2～3 周皮疹完全消失，1 周左右体温开始下降并逐渐正常，全身情况改善，无并发症者为治愈。

六、预后评估

有关预后的因素中以年龄最为重要，在婴幼儿时期，麻疹易并发严重肺炎，原有佝偻病或营养不良的婴儿发生麻疹时较危重。体温可反映病情的严重性，持续高热伴咳嗽加重可能提示并发肺炎；另外若出疹规律发生变化或出现出血性皮疹提示病情加重。我国自推行计划免疫以来，麻疹发病率一直保持下降的趋势，流行的强度和病死率均已明显下降。在接触麻疹后 5d 内立即给予免疫血清球蛋白，可预防麻疹发病。

第二节　风疹

风疹是由风疹病毒引起的急性呼吸道传染病。以上呼吸道的轻度炎症、低热、特殊的斑丘疹和耳后、枕部、颈后淋巴结肿大为临床特征。春秋两季发病较多。在幼儿园及小学校内可形成流行。2～5 岁儿童发病率较高。病原体由口、鼻及眼部的分泌物直接传染，或通过呼吸道飞沫散播传染。一次自然患病，大多终身免疫。

本病属中医温病范畴，中医对风疹的认识早有记载，也称"风痧""风瘾"等。

一、诊断

（一）流行病学资料

（二）临床表现

潜伏期长短不一，平均 18d。

（1）前驱期：多为半天至一天，轻度发热，上呼吸道感染症状轻，耳后、枕部及侧颈部淋巴结肿大。

（2）发疹期：发热第 1～2d 出现特殊的斑丘疹，先于面部见疹，延及躯干四肢，24h 内遍及全身，为稀疏淡红色斑丘疹，手掌、足底无疹。耳后、枕部及颈部淋巴结肿大明显。体温大多在 38℃左右。皮疹持续 2～3d，疹退时体温降至正常，疹退后一般无色素沉着。

（3）并发症很少，偶见扁桃体炎、中耳炎和支气管炎，并发或继发脑炎者极少。

（三）实验室检查

1.血象

白细胞总数减少，分类淋巴细胞增多。

2.病毒分离

取患儿鼻咽部分泌物可分离出风疹病毒。

3.血清学检查

取患儿早期及恢复期血清做血凝抑制试验、中和试验、补体结合试验等，恢复期抗体增加 4 倍以上可确诊。

（四）鉴别诊断

不典型风疹类似轻型麻疹和轻型猩红热、幼儿急疹，选用血清学检查协助确诊。

二、治疗

本病无特效治疗，主要为对症处理。在发热期间应卧床休息，给流质、半流质饮食。咳嗽可用祛痰止咳剂，体温高时酌予解热剂。

三、中医病因病机

中医学认为其病因是感受风热之邪，由口鼻而入，犯于肺卫而见表证；进而内蕴肺胃，与气血相搏，发于肌肤，而见皮疹，皮疹外达，则邪毒外泄而解。

四、中医辨证治疗

（一）辨证论治

1.邪郁肺卫

主症：发热，恶风，流涕，微咳，疹先起于头面、躯干，随即遍及四肢，疹色浅红，稀疏细小，有痒感，耳后及枕部淋巴结肿大，舌质略红，舌苔薄白或薄黄，脉浮数，指纹紫。

治法：疏风清热，解毒透疹。

方药：银翘散加减。

银花、连翘、牛蒡子、薄荷、竹叶、桔梗、芦根、荆芥、紫草、甘草。

发热恶寒，无汗头痛，苔薄白者，加紫苏、羌活。

热重者，加大青叶、栀子。

痒甚者，加白鲜皮、蝉蜕。

2.邪热炽盛

主症：壮热口渴，烦躁哭闹，舌红苔薄黄，脉数，指纹紫滞。

治法：清热解毒，凉血散血。

方药：透疹凉解汤加减。

桑叶、菊花、薄荷、牛蒡子、丹皮、甘草。

大便干结者，加大黄。疹色鲜红或紫暗，疹点较密，可融合成片，小便短黄，加连翘、赤芍、紫花地丁、黄芩、大青叶、紫草、栀子。

疹点成片成斑、色红者，加生地黄、生石膏。

（二）中药成药

（1）板蓝根冲剂：3～5 岁小儿每次 1 包，水冲服，日 3 次。

（2）银黄冲剂：3～5 岁小儿每次 1 包，每日 3 次冲服。

（三）单方验方

银花、荆芥、甘草。用量据年龄而定，煎水频服。

五、中西医结合治疗研究

本病在临床上多以中药治疗为主，多年来大都以银翘散为基本方加减，治疗较好。如黄小兵等报道以银翘散为基本方加减治疗本病 401 例，除 1 例并发脑炎外均痊愈。一般高热、口渴时加生石膏、柴胡；疹点融合成片加赤芍、生地、丹皮、紫草；淋巴结肿大者加夏枯草、浙贝母。实验证明板蓝根对多种细菌及某些病毒有杀灭或抑制作用，有报道以板蓝根冲剂口服治疗本病，起到解毒、清热、解表作用。

第三节　幼儿急疹与水痘

一、幼儿急疹

（一）概述

幼儿急疹是人类疱疹病毒 6 型（HHV-6）导致的婴幼儿期发疹性热病，临床以急性发热起病，持续数日，热退疹出为特点。无症状的成人患者是本病的传染源，经呼吸道飞沫传播。胎儿可通过胎盘从母体得到抗体，出生后 4 个月时抗体阳性率为 25%，11 个月为 76%，5 岁时 90%，17 岁时达 98%。本病多见于 6～18 个月小儿，3 岁以后少见，春秋两季发病较多，无男女性别差异。

（二）诊断要点

（1）突然高热，体温达 39～40℃，持续 3～5d 而骤降，热退后疹出。发热期间食欲、精神尚好，咽喉部充血，偶有前囟膨隆，可出现高热惊厥。皮损呈红色斑疹或斑丘疹，主要散布在躯干、颈部及上肢，疹间皮肤正常。皮疹在2～3d消失，无色素沉着及脱屑。

（2）起病第一日白细胞计数增加，中性粒细胞占优势，第二日以后白细胞数明显下降，淋巴细胞相对增高。

具有上述两项者可诊断为本病。

（三）鉴别诊断

1.麻疹

有呼吸道卡他症状、结膜炎及麻疹黏膜斑，发热3～4d全身出现斑丘疹，出疹期热更高，可与幼儿急疹区别。

2.猩红热

有高热中毒症状、咽峡炎、杨梅舌、口周苍白圈及扁桃体炎，皮肤弥漫充血，其上有密集针尖大小的丘疹，发热1～2d出疹，出疹期高热，可与幼儿急疹区别。

3.风疹

该病全身症状轻，有皮肤斑丘疹及枕后、耳后、颈后淋巴结肿大伴触痛，发热半日至一日出疹。

4.肠道病毒感染

有发热、咽痛、流涕、结膜炎、腹泻、全身或颈、枕后淋巴结肿大及散在斑丘疹，发热时或热退后出疹。

5.药物疹

皮疹瘙痒，常融合成片，出疹与用药有关。

（四）治疗要点

1.一般治疗

无特殊治疗，高热时除降低周围环境温度外，应给予足够水分。

2.基本药物治疗

酌情给予解热镇静剂，可服用清热解毒的中成药。由于ES患儿大多数预后良好，感染后机体产生的干扰素能有效地抑制 HHV-6 的复制，临床大多不使用抗病毒药物。

（五）疗效评估

3～5d 热退，5～8d 皮疹消失为治愈。

（六）预后评估

除伴有严重并发症外，绝大多数患儿预后良好。ES 患儿的中枢神经系统症状较为常见，约 36.4%患儿有前囟饱满，发生在发病 3d 内，3～7d 消失；约 13%的患儿可发生热惊厥。有研究提示，少数幼儿 ES 首次热惊厥后，发生了第二次热惊厥，并被证实是 HHV-6 感染所致，提示 HHV-6 感染在热惊厥的首次发作及再次发作中均起重要作用。还有研究显示在 ES 急性期 HHV-6 可侵入大脑并潜伏下来，而以后发生的反复热惊厥则与 HHV-6 的被激活有关。

二、水痘

（一）概述

水痘是一种传染性极强的儿童期出疹性疾病，病原体为水痘-带状疱疹病毒。儿童初次感染时引起水痘，恢复后病毒可长期潜伏在脊髓后根神经节或颅神经的感觉神经节内，少数人在成年后由于各种原因使病毒激活导致带状疱疹。本病毒属疱疹病毒科，仅一种血清型，一次感染水痘可获终身免疫。临床特点为皮肤黏膜出现瘙痒性水疱疹，好发于冬末、初春，通过直接接触、飞沫、空气传播。本病发病年龄多在 6～9 岁，但也可发生在任何年龄，并发症也较重，在肾病或白血病患儿用过糖皮质激素和其他免疫抑制剂治疗者，感染水痘可致死。孕妇患水痘可致流产或死胎，新生儿也可感染发病。

（二）诊断要点

（1）有水痘流行病史和接触史。本病一年四季均可发病，以冬、春季为高。

（2）皮疹相继分批出现，呈向心性分布，开始为粉红色小斑疹，发展迅速，很快变为丘疹、水疱，奇痒，数日后结痂。可见各期皮疹同时存在，甚至口腔、咽部或外阴等处黏膜也常有皮疹，皮疹水疱破裂则呈小溃疡。

（3）血常规检查时白细胞计数正常，淋巴细胞相对增高。

具有上述三项者可诊断为本病。

（三）临床类型及特点

（1）儿童型：水痘症状和皮疹均较轻。

（2）播散型：水痘常出现于有免疫功能缺陷者。

（3）出血型：水痘疱疹内出血，病情极严重，全身症状重，皮肤、黏膜有瘀点、瘀斑和内脏出血等，系因血小板减少或 DIC 所致。

（4）坏疽型：水痘继发感染所致，皮肤大片坏死，可因败血症死亡。

（5）胎儿水痘综合征或新生儿水痘：如孕妇于产前数天内患水痘，新生儿被感染，易形成播散型水痘，甚至导致死亡。

（6）妊娠期水痘：妊娠期感染水痘。

（四）鉴别诊断

1.丘疹样荨麻疹

各疹大小相仿，离心性分布，可与水痘区别。可致胎儿畸形、早产或死亡。皮疹壁坚实，顶端有小疱，周围无红晕，不结痂。

2.脓疱疮

分布多在四肢或鼻唇周围，发疹过程与水痘不同，初为疱疹，继成脓疱，最后结痂，无分批出现，白细胞计数多升高。

3.带状疱疹

成人多见，皮疹沿神经干路分布，局限一侧，有剧烈的刺痛，可与水痘区别。

（五）治疗要点

1.一般治疗

水痘患儿应隔离至全部疱疹变干、结痂为止。患儿应卧床休息，给予易消化的食物，保证液体及电解质平衡。高热者酌情应用退热药物，因阿司匹林衍生物与水痘后

Rete综合征发病有关，故患儿应避免服用阿司匹林。加强护理，勤换衣服，保持皮肤清洁，剪短指甲，防止抓破水疱引起继发感染。水痘皮疹多奇痒，患儿哭吵不安，可用镇静剂、抗组胺类药物，局部涂擦止痒剂或收敛药，如1%炉甘石洗剂等，可外用阿昔洛韦软膏。

2.基本药物治疗

（1）阿昔洛韦（无环鸟苷）：阿昔洛韦是治疗水痘-带状疱疹的首选抗病毒药物。对免疫功能低下的水痘，或有严重并发症者，可用本药，剂量每日10～15mg/kg，静脉滴注，共5～7d。

（2）干扰素：重型水痘或带状疱疹，尤其播散型发展迅速者，可应用干扰素，每日1次，每次100万U，肌内注射或静脉滴注，共3～5d。

3.并发症治疗

（1）水痘肺炎：多见年长儿，应予以对症治疗和病原治疗，若继发细菌感染，则应选用适当的抗生素。

（2）皮肤疱疹继发感染：可局部应用抗生素软膏，如金霉素软膏等涂擦。并应予以口服抗生素。若体温高，中毒症状重，有败血症的可能，主要为A组链球菌感染，则须静脉应用有效的抗生素。

（3）水痘脑炎：应给予病原治疗和对症治疗，退热、止惊，用甘露醇和呋塞米脱水、降低颅内压。

4.其他治疗

有人提出用西咪替丁治疗本病，主要机制可能与拮抗皮肤内H_2受体有关。音频电疗、磁穴疗法或针灸可止痒和缩短病程。水痘患儿忌用糖皮质激素。原较长时间使用糖皮质激素的其他疾病患儿（如肾病综合征或白血病等）发生水痘后，应将糖皮质激素尽快减至最小剂量并停用，以免引起严重的出血性或播散性水痘。

（六）疗效评估

治愈标准为发热消退、疱疹结痂后逐渐消失。病程为7～8d。若出疹1周后体温仍高达 40～41℃考虑为重症水痘，或有水痘并发症。

（七）预后评估

预后大多良好，很少有并发症。痂盖脱落后少见瘢痕，如继发性感染可出现椭圆形瘢痕，常见于头面部。对白血病患儿等免疫缺陷者，要特别提高警惕，预防水痘的发生及危险性。

第四节 传染性单核细胞增多症

传染性单核细胞增多症简称传单，它是由 EB 病毒所致的急性传染病。本病以发热、咽峡炎、淋巴结肿大、肝脾肿大为特征，伴有血液中单核细胞增多，并可见到大量异常淋巴细胞为特征。幼儿表现多为轻症，年长儿症状较重，可发生较重并发症。患者及病毒携带者为传染源，一般认为 EB 病毒通过直接飞沫，经上呼吸道传染。患病后病程长短不一，自数周数月不等，一般为 2～4 周。无并发症者，一般预后良好，并发脾破裂及严重中枢神经系统受累者，预后较差。

本病属中医温病范畴。

一、诊断

（一）临床表现

潜伏期儿童 5～15d。

临床表现多种多样，年龄越小症状越不典型，往往在 2 岁以下肝、脾、淋巴结肿大及一般症状不明显。年长儿症状较重，典型病例可有：

（1）发热：绝大多数患者有发热，体温 38～39℃，少数可达 40℃以上。热程 1～3 周或更久，后逐渐下降。

（2）淋巴结肿大：几乎每例均有。主要是前后颈部淋巴结和肱骨内上髁淋巴结，消退较慢，可达数月。

（3）咽峡炎：有些患者述咽痛，扁桃体充血、肿大，上盖一层灰白色假膜。

（4）肝脾肿大：50%～70%有肝大，肝功异常；半数以上可出现脾大，触诊宜轻柔，以防脾破裂。

（5）皮疹：少数可出现多形性皮疹。

（二）临床分型

（1）腺肿型：以淋巴结肿大为主症，以颈部最常见，脾肿大也常见。

（2）咽峡炎型：以咽峡炎和不规则发热为主，严重者局部有水肿和伪膜形成。

（3）肝炎型：症状较传染性肝炎轻，常呈间质性肝炎改变。

（4）肺炎型：发热、咳嗽、气促。X射线示间质性肺炎，肺门淋巴结肿大等改变。

（5）脑型：除具有传统的一般症状外，病程中脑、脑膜、脊髓、颅神经和周围神经单独或并发出现奇异的神经症状及体征。

（6）热型：以发热为主，风疹样皮疹较常见，淋巴结肿大常在发热后10～20d才出现。

以上各型常相互重叠，难以截然分开。

（三）实验室检查

（1）血象：淋巴及单核细胞占白细胞总数50%或以上，异形淋巴细胞＞100%或异常淋巴细胞绝对值增加＞ $1.0×10^9$/L。

（2）血清嗜异凝集反应大于1:40以上。

（3）EB病毒抗体增高。

（4）PCR-DNA-EB病毒：阳性。

（四）鉴别诊断

应与淋巴结核、淋巴细胞性白血病、风湿热等疾病相鉴别。

二、治疗

目前尚无特异疗法，以对症治疗为主，常用退热、止痛、镇静、解惊、止咳以及保肝等措施。

三、中医病因病机

本病是由于瘟疫之邪，从口鼻而入，首犯肺卫，而见恶寒、发热、咳嗽。小儿为"纯阳之体"，瘟疫由表入里，肺胃热盛，热势枭张，灼液为痰，痰火瘀结，充斥表里，则壮热烦渴；痰火瘀滞经络，则颈部淋巴结肿大，如痰火热毒内瘀心肝脾肺胃脑不同脏腑，就可出现各脏腑不同证候，故临床表现复杂多样。总之其病因为瘟疫时邪，热、毒、痰、瘀是本病病理征象。

四、中医辨证治疗

（一）辨证论治

1.毒邪犯肺

主症：发热不退，咳嗽咽痛，呼吸喘急，颈部淋巴结轻度肿大，或见皮肤斑丘疹，口渴，舌红，苔薄白或薄黄，脉浮数有力。

治法：清热解毒，宣肺化痰。

方药：银翘散合清宁散加减。

2.热毒炽盛

主症：壮热烦渴，咽喉红肿疼痛，甚则溃烂，唇干红赤，口臭便秘，皮疹色红，尿少短赤，谵妄抽搐，舌红，苔黄糙，脉洪数。

治法：清气泄热，解毒利咽。

方药：牛蒡子柑橘汤加减。

连翘、黄芩、黄连、栀子、牛蒡子、桔梗、玄参、射干、山豆根、甘草。

3.痰热流注

主症：发热，颈、腋、腹股沟处淋巴结肿大，肝脾肿大，舌质红，苔黄腻，脉滑数。

治法：清热化痰，通络散结。

方药：黛蛤散合清肝化痰汤加减。

青黛、海蛤粉、牛蒡子、白僵蚕、夏枯草、金银花、连翘、白花蛇舌草、昆布、海藻、浙贝母、山慈菇等。

4.热瘀肝胆

主症：发热目黄，胁下痞块，胸胁胀满，恶心呕吐，食欲不振，小便黄，大便干，舌红苔黄腻，脉弦数。

治法：清热解毒，化瘀利湿，疏利肝胆。

方药：茵陈蒿汤加减。

茵陈、栀子、大黄、车前子、郁金、赤芍、公英、虎杖、龙胆草等。

5.毒窜脑窍

主症：发病缓者有半身不遂或截瘫，口眼斜，吞咽困难，失语，斜视，痴呆，迟钝；发病急者颈项强直，谵妄，神志不清，角弓反张，肢体抽动，舌红，苔黄腻，脉滑数。

治法：清热解毒，化痰通络。

方药：犀角清络饮。

水牛角、丹皮、连翘、赤芍、生地、桃仁、竹沥、石菖蒲、生姜。

6.正虚邪恋

主症：发热渐退或见低热，疲乏气短，口渴少饮，小便短少，大便干结，舌红，苔少或剥苔，脉细弱。

治法：益气生津，兼清余热。

方药：竹叶石膏汤或沙参麦冬汤加减。

竹叶、石膏、麦冬、沙参、粳米、甘草。

（二）中药成药

六神丸：酌量内服，用于咽喉肿痛。

金黄散：外敷，用于淋巴结肿大。

五、中西医结合治疗研究

陈丹等治疗 27 例，以清热解毒为基本法，根据病情采用银翘散或青黛散加减，结果全部病例痊愈或基本痊愈，疗程最短为 4d，最长为 23d，平均 13.5d。

曲春华等将本病分为三期，即急性热证期，以普济消毒饮加减；热恋阴伤期，以青蒿鳖甲汤和消瘰丸加减；恢复期，以沙参麦冬汤和桃仁四物汤加减。治疗始终以活血化瘀，散结消肿贯于全程。早期注重疏风凉血散血，多用牛蒡子、玄参、赤芍、丹皮，中期肝、脾、淋巴结硬肿，多用夏枯草、炒牡蛎软坚散结；后期活血化瘀，多用桃仁、红花、赤芍。

第五节　流行性出血热

流行性出血热是以发热，随之出现低血压或休克、出血和急性肾功能衰竭等综合征为主要临床表现的急性病毒性传染病。其病原为汉坦病毒，鼠类为主要传染源，多通过皮肤感染、吸入尘埃、饮食传播或虫媒传播等方式感染。人对本病普遍易感，青壮年发病率高，儿童也可发病，发病以 7～14 岁多见。周身中毒症状轻，但消化道症状明显，三红、三痛现象、水肿和出血等症状轻，很少有内脏、腔道出血、低血压和休克，肾脏损害和尿蛋白等较轻，预后较好。本病由于早期诊断和治疗的改进，病死率从 15%～20%，降至 5% 以下。流行性出血热属于中医温病范畴。

一、诊断

（一）流行病学资料

（二）临床表现

潜伏期 5～46d，以 2 周多见。

典型病例具有发热、出血、肾脏损害三大主症以及五期临床经过。

（1）发热期：为早期主要症状，体温可达 40℃以上，充血、出血现象为本期特征。有"三红"（面、颈、上胸部潮红），球结膜充血，呈醉酒样面貌。皮肤黏膜有针尖样或呈紫癜样出血，全身中毒症状及头痛、腰痛、眼眶痛，即"三痛"，肾脏损害，发病 1～2d 即可出现蛋白尿或管型尿。

（2）低血压休克期：随热退后，血压可下降，发生休克症状，常出现在第 4～6d。

（3）少尿期：此期紧接低血压休克期，此期胃肠道、神经系统症状和出血现象显著，尿量明显减少或尿闭，常伴有酸中毒、尿毒症、心力衰竭、脑水肿，继发感染严重并发症。

（4）多尿期：在少尿期后，病程第 8～10d 进入多尿期，每日尿量在 3000～5000mL。

（5）恢复期：一般病例自 3～4 周开始恢复，尿量恢复正常，一般情况好转。

（三）并发症

多见于内脏出血，心衰性肺水肿，呼吸窘迫综合征，中枢神经系统并发症等。

（四）实验室检查

（1）血象：白细胞总数升高，第 3～4d＞10×10^{10}/L，病情越重，总数越高，甚则达 5.0×10^{11}/L 以上，中性粒细胞增加，核左移，可见中毒颗粒。

（2）尿常规：蛋白、白细胞和管型都可见。

（3）血生化改变：尿素氮、肌酐升高，二氧化碳结合力降低，以及血钾、钠、氯的改变。

（4）特异性血清学检查。

（五）鉴别诊断

早期应与其他急性发热性疾病，如感冒、流行性脑脊髓膜炎、败血症等相鉴别，出血、休克及肾脏损伤明显者，应与血小板减少性紫癜、急性肾小球肾炎、中毒性菌痢、休克型肺炎、败血症休克等相鉴别。

二、治疗

综合治疗为主，早发现、早治疗、早休息，就近治疗，即以"三早一就"为原则，防治休克、出血及急性肾功能衰竭。

（一）发热期的治疗

（1）一般疗法：早期严格卧床休息，避免搬运，高热量、易消化、高维生素饮食。

（2）液体疗法：补充各种液体，每日补液量为尿量加 1000mL，注意电解质的补充及维持酸碱平衡。

（3）对症处理：高热者宜物理降温，勿用发汗退热药，中毒症状重者可用肾上腺皮质激素治疗。

（4）出血的治疗：可用维生素 C、卡巴克洛、酚磺乙胺，严重者输鲜血或输新鲜血小板。

（5）抗病毒治疗：利巴韦林，首剂 33mg/kg，静点，继以 16mg/kg，每 6h 1 次，连续 4d，再以 8mg/kg，每 8h 1 次，连续 3d，疗程共 7d。

（二）低血压休克期治疗

（1）补充血容量：原则为早期、快速、适量补液。

（2）调整酸碱平衡：首先 5%碳酸氢钠 5mL/kg，每 4～6h 1 次。

（3）血管活性药和肾上腺皮质激素的运用。

（三）少尿期的治疗

（1）稳定机体内环境：保持水、电解质平衡，输入量＝前日尿量＋吐泻量＋500～600mL，以高葡萄糖为主。

（2）促进利尿：用速尿（呋塞米）。

（3）导泻和放血疗法：可用甘露醇粉、大黄、芒硝、番泻叶等。放血只限于高血容量引起急性心衰、肺水肿。

（四）多尿期

维持水、电解质平衡，预防感染。

（五）恢复期

加强营养，防止感染，出院后休息 1～3 个月。

三、中医病因病机

其病因为外感疫邪，以瘟疫之邪为主，常兼挟湿邪、寒邪为患。疫邪初起者伤卫表，卫气受遏则发热恶寒，但疫邪性烈，最易化热内传，入阳明气分则壮热、烦渴、谵妄；若内窜营血，迫血妄行就可出现发斑、吐衄、两便下血；邪热深伏内闭，可造成热厥；气阴内耗导致气阴、气阳两虚的脱证；若抢救不及时，热毒瘀留，闭阻三焦，气机不利，水道不通则少尿；若及时治疗患者正气恢复，三焦气机宣畅，湿浊疏泄，邪毒渐除，正气恢复而痊愈。

（一）辨证论治

1.发热期

①寒湿郁热

主症：恶寒重发热轻，身痛头痛，股节酸痛，无汗，面红，颈胸潮红，口渴欲饮，恶心呕吐，舌红苔白或白黄相间，脉浮弦。

治法：祛寒化湿，兼清郁热。

方药：越婢汤、三仁汤加减。

麻黄、生石膏、甘草、生姜、杏仁、薏苡仁、白豆蔻、厚朴、苍术等。

②气营两燔

主症：高热或潮热，口渴，面红目赤，皮肤瘀斑，呕血，衄血，便血，烦躁不安，神志恍惚，舌红绛，苔黄燥，脉数。

治法：清气凉血，化瘀解毒。

方药：清营汤合清瘟败毒饮加减。

2.休克期

①气阴耗竭

主症：身热骤降，烦躁不安，颊红，口干，出黏汗，舌红少津，脉细欲绝。

治法：益气救阴固脱。

方药：生脉散加味。

出黏汗，舌红少津；脉细欲绝。

西洋参或红参、麦冬、五味子、玉竹、黄精、山萸肉、煅龙牡等。

②阳亡虚脱

主症：面色苍白，唇绀，不发热，四肢厥冷，冷汗淋漓，神志淡漠，或昏蒙不清，舌淡白，脉微细。

治法：回阳救逆。

方药：四逆加人参汤、参附龙牡救逆汤加味。

红参、附子、干姜、炙甘草、生龙骨、生牡蛎、山萸肉。

③瘀热内闭

主症：高热烦渴，面红目赤，神昏谵语，斑疹吐衄，面唇爪甲青紫，小腹硬痛及黑便，舌紫暗，脉沉伏或沉数。

治法：泻热逐瘀，清心开窍。

方药：先以安宫牛黄丸灌服，后以桃仁承气汤加味直肠点滴。

桃仁、红花、赤芍、大黄、芒硝、水蛭、虻虫等。

④湿毒内闭

主症：神志如蒙，面目浮肿，肢肿肢冷，喉间痰鸣，口臭腹胀，呕恶，苔腻，脉沉。

治法：芳香温化，解毒醒神开窍。

方药：先用玉枢丹，继以菖蒲郁金汤送服苏合香丸。

石菖蒲、郁金、栀子、连翘、菊花、滑石、竹沥、姜汁、厚朴、青蒿。

3.少尿期（毒浊内闭）

主症：小便极少，色如浓茶，甚则尿闭，恶心呕吐，头昏头痛，痰涎壅盛，神昏谵语，舌苔垢腻，脉弦细数。

治法：化浊通闭，宣畅三焦。

方药：宣畅三焦方。

麻黄、杏仁、桔梗、苍术、厚朴、大腹皮、猪苓、泽泻、陈皮、生大黄。

4.多尿期（肾气不固）

主症：尿频尿多，尿液清长，口渴多饮，疲倦懒言，舌淡红，苔少而干，脉虚大。

治法：补肾固摄，益气生津。

方药：固肾汤加减。

熟地、山萸肉、枸杞、杜仲、菟丝子、益智仁、黄芪、仙茅。

（二）中成药

（1）柴胡注射液：每次2～4mL，肌注。用于高热不退。

（2）玉枢丹：每次1g，每日2次，内服。用于频繁呕吐。

（3）醒脑静：每次2～4mg，肌注或静点。用于昏迷。

（4）地龙注射液：每次1mL，穴位注射。用于惊厥。

（5）三七粉：每次2～3g，或云南白药每次1g，或制大黄粉每次1.5～3g，每日2～3次，内服。用于大量出血。

四、中西医结合治疗研究

周仲瑛认为出血热有卫气营血的病理过程，其传变极快。发热期以气营两燔多见，热毒炽盛，阳明腑实。低休期为温毒过盛，阴津耗伤，邪入营血，热深厥深，形成厥证、闭证、内闭外脱证。少尿期以蓄血为基础，蓄血与蓄水互为因果。发热期立清气泄热、凉营化瘀为治法，用清瘟合剂、清气凉营注射液治疗。低血压休克期，热厥闭证，以清热宣郁，行气开闭，药用柴胡、大黄、郁金、枳实、知母、石菖蒲等。"内闭"者，配合至宝丹或安宫牛黄丸，气阴耗伤者，当养阴益气固脱，药用西洋参、麦冬、山茱萸、玉竹、五味子等。

陕西中医药大学附属医院于1982年研制了出血热预防片，通过连续3年的现场观察和疫区服药人群细胞免疫功能抽样实验观察，结果证明预防片的保护率为76.7%。

第四章　新生儿疾病

第一节　新生儿呼吸窘迫综合征

一、NRDS 诊断标准

（一）具有发病的高危因素

母孕期患有糖尿病、胆汁淤积、宫内感染、早产、胎膜早破超过 24h、宫内窘迫、剖宫产、产时窒息等。

（二）具有 NRDS 临床症状及体征

1.症状

生后 6h 内发生进行性加重的呼吸急促（＞60/分）。

2.体征

（1）发绀、鼻翕、吸气性三凹征和明显的呼气呻吟。

（2）严重时呼吸浅快，呼吸节律不整、呼吸暂停及四肢松弛。

（3）听诊可闻及双肺呼吸音减低。

（三）具有典型的胸部 X 线检查特征

胸片特征性改变是判断 NRDS 严重程度的重要指标之一，但不是早期诊断的必需条件之一。NRDS 胸片特征性改变包括：

I级：双肺透光度降低，呈毛玻璃样改变。

II级：双肺透光度降低，见明显支气管充气征，心影及肋膈角清楚。

III级：双肺透光度明显降低，见明显支气管充气征，心影及肋膈角模糊。

IV级：全肺透光度严重降低，呈"白肺"样改变。

（四）辅助检查

（1）如果可能，应在生后 1h 内抽取胃液做泡沫振荡实验。

（2）在使用肺表面活性物质（PS）治疗前及治疗后检测血气分析。

（3）尽快完成胸部 X 线检查，并在使用 PS 后 6～12h 进行复查，必要时增加复查次数。

（4）严重病例应当完善心脏彩超检查，以明确有无肺动脉高压及动脉导管未闭。

（5）积极完善血糖、乳酸、电解质、肝肾功能等检测，了解患儿机体内环境状态。

二、NRDS 治疗

（一）PS 的应用

（1）胎龄＜28 周的早产儿都应接受表面活性物质预防性治疗（生后 15min 内）。

（2）如果新生儿在产房内需接受气管插管，或母亲未接受产前皮质激素治疗，则对胎龄＞28 周～＜30 周的新生儿应预防性使用表面活性物质，对已患 RDS 或 RDS 高危的新生儿应尽早给予 PS，以降低死亡率及肺气漏。

（3）在有 RDS 进展的证据时，如持续需氧、需要机械通气或 CPAP 6cmH$_2$O 需氧浓度＞50%，应给予第二或第三剂表面活性物质。

（4）对需从 CPAP 改为机械通气治疗的 RDS 患儿，应给予第二剂 PS。

（5）在有可能的条件下，给药后立即（或早期）拔除气管插管改为 CPAP，能缩短机械通气时间，从而有利于患儿稳定。

PS：剂量 100～200mg/kg，肺灌洗液中提取的天然制剂较好，生后 2～4h（12～24h）应用，由气管内给药可维持 8～15h，2～4 次。6～12h 重复，最多应用 4 次，除 800g 以下，一般给药 1～2 次即可。滴入或气雾法。

制剂：天然；半合成；人工合成。固尔苏，意大利生产，通用名：猪肺表面活性物质 poractantalfa，别名：猪肺磷脂。

（二）机械通气治疗

1.机械通气策略

（1）呼吸衰竭的 NRDS 患儿应使用机械通气提高存活率。

（2）低碳酸血症会增加 BPD 和脑室周围白质软化的危险性，应尽可能避免。

（3）应经常调整呼吸机参数。从而获得最佳肺容量。

（4）应尽可能缩短机械通气使用时间，减少肺损伤。

（5）优先考虑使用 CPAP 或 NIPPV，避免或减少气管插管和机械通气时间。

（6）采用同步和潮气量控制的常频通气模式，以及积极的撤机方案能缩短机械通气时间。

（7）撤机后可以接受 pH＞7.22 的中等程度的高碳酸血症。

2.CPAP 的应用

（1）对所有存在 RDS 高危因素的患儿，如胎龄＜30 周不是必须使用机械通气者都应使用 CPAP，直到临床状况被进一步评估。

（2）PEEP 至少要保证在 $5cmH_2O$ 的压力。

（3）为了减少机械通气的使用，对 RDS 患儿应早期使用 CPAP 和 PS。

CPAP：压力 $5\sim10cmH_2O$。

3.人工呼吸器

用 CPAP 后 PaO_2 仍≤50mmHg（6.67kPa），$PaCO_2$ ≥60mmHg（8kPa）或频发呼吸暂停或体重＜1500g。吸气峰压 $20\sim25cmH_2O$（$1.96\sim2.45kPa$），呼气末正压 $4\sim5cmH_2O$（$0.39\sim0.49kPa$），对于无法经胃肠道摄取足够营养的患者，医生在评估其病情后，决定从出生后第 1 天开始使用全静脉营养支持。0%～80%，以后渐减至 40%，呼吸率 30～40 次/min，吸：呼=1∶1～2。

（三）败血症的防治

（1）RDS 患儿应常规使用抗生素，直到排除败血症。

（2）治疗过程中需要考虑到真菌感染可能性。

（四）支持疗法

为使 RDS 患儿达到最好的治疗效果，适合的支持疗法是必要的，包括维持正常体温、合理的液体疗法、良好的营养支持、治疗动脉导管开放及稳定循环功能、维持合适的血压和组织灌注。

1.体温控制

体温维持在 36.5～37.2℃。

2.液体和营养治疗

（1）置于湿化暖箱中的大多数患儿，静脉补液量从 70～80mL/（kg·d）开始。

（2）早产儿液体和电解质疗法应个体化处理，生后 5d 允许体重每天下降 2.5%～40%（总共 15%）。

（3）生后数天限制补钠，尿量增多后逐渐增加补钠，需要小心监测液体平衡和电解质水平。

（4）生后第 1d 即可使用全静脉营养。

（5）生后第 1d，如果无特殊情况即可开始微量肠道喂养。

3.组织灌注的维持

定期监测血压，维持正常的组织灌注，必要时使用血管活性药物。

4.PDA 的治疗

如果有指征（出现 PDA 早期表现如低血压，特别是舒张压降低和脉压增大），可使用药物关闭动脉导管。

三、预防

产前预防，地塞米松 6mg 肌注 q12h×4 应于临产 24h 以前使用。产后预防，表面活性剂的应用，生后 15～30min 给药。

四、医患沟通

（一）费用问题

机械通气，PS 的应用费用昂贵等。

（二）疗程及转归

生后头 3d 为危险期，疗程较长。

（三）并发症

早产儿视网膜病（ROP），支气管肺发育不良（BPD），机械通气相关性肺炎（VAP）等。

第二节　新生儿败血症

一、病原菌

依地区而异，我国一直以葡萄球菌最常见，其次是大肠埃希菌。近年来随着极低体重儿存活率的提高和气管插管的较为普遍使用，表皮葡萄球菌、克雷白杆菌、枸橼酸杆菌等条件致病菌感染增多。在美国以链球菌感染较多，尤其 B 组链球菌较为普遍，现 D 组链球菌也有所增加。凝固酶阴性葡萄球菌（CNS）主要见于早产儿，尤其长期动静脉置管者。金黄色葡萄球菌主要见于皮肤化脓性感染，产前及产时感染以大肠埃希菌为主的革兰阴性菌较为常见。气管插管机械通气患儿以革兰阴性菌如绿脓杆菌、克雷白杆菌、沙雷菌等多见。

二、感染途径

（一）产前感染

孕母细菌很少经胎盘感染胎儿，因母免疫力强，且一发病即接受抗生素治疗，况且胎盘有一定屏障作用。胎盘化脓性病变破入羊水，胎儿再吸入感染者更少见。但结核分枝杆菌、李斯特菌、胎儿空肠弯曲菌能经胎盘感染胎儿。羊水穿刺或宫内输血消毒不严时可致医源性败血症。

（二）产时感染

胎膜早破、产程延长、细菌上行污染羊水，或胎儿通过产道时吸入该处细菌而使胎儿感染。孕母产道特殊细菌定植，淋球菌，B 组链球菌。分娩环境不清洁，或接生时消毒不严致胎儿感染。

（三）产后感染

产后感染最常见，尤其金黄色葡萄球菌，新生儿皮肤感染如脓疱疮、尿布皮炎，以及皮肤黏膜破损，脐部、肺部感染是常见病因。对新生儿的不良行为如挑马牙、挤乳房、挤痈疖等，或长期动静脉置管、气管插管破坏皮肤黏膜屏障后使表皮葡萄球菌等易于侵入血循环所致。各种吸痰器、暖箱、雾化器中的水易被绿脓杆菌污染而致医源性感染。

三、败血症诊断标准

（一）具有发病的高危因素

凡有产前/产时/产后感染因素者均应考虑早产儿/极低出生体重儿。

（二）具有败血症临床症状及体征

1.局部表现

脐部炎性反应，红肿且伴有脓性分泌物。

2.全身表现

一般表现为早期出现精神食欲欠佳、哭声减弱、体温不稳定等，发展较快，可迅速进入不吃、不哭、不动、面色不好、神萎、嗜睡。体壮儿常有发热，体弱儿、早产儿常体温不升。如出现以下特殊表现时，常提示败血症。

（1）黄疸：有时是败血症的唯一表现，表现黄疸迅速加重，或退而复现；严重时可发生胆红素脑病。

（2）肝脾大：出现较晚，一般为轻至中度肿大。

（3）出血倾向：皮肤黏膜瘀点、瘀斑、针眼处渗血不止，消化道出血、肺出血等。

（4）感染性休克：面色苍灰，皮肤呈大理石样花纹，血压下降，尿少或无尿，硬肿症出现常提示预后不良。

（5）其他：呕吐、腹胀、中毒性肠麻痹、呼吸窘迫或暂停、青紫。

（6）可并发肺炎、脑膜炎、坏死性小肠结肠炎、化脓性关节炎和骨髓炎等。

（三）辅助检查

1.病原菌的检出

应在使用抗生素之前做血培养找细菌，抽血时必须严格消毒；同时做各种感染液的涂片镜检非常重要。

2.外周血象

白细胞＜5×10⁹/L，或＞20×10⁹/L，中性粒细胞杆状核细胞所占比例≥0.20，出现中毒颗粒或空泡，血小板计数＜1×10¹¹/L 有诊断价值。C-反应蛋白可升高。

3.脑脊液检查

一旦诊断败血症，均需要脑脊液检查明确有无颅内感染。

四、败血症治疗

（一）抗感染

抗生素的用药原则：①早用药：对于临床上怀疑败血症的新生儿，不必等待血培养结果即应使用抗生素；②静脉，联合给药：病原菌未明确前可结合当地菌种流行病学特点和耐药菌株情况选择两种抗生素联合使用；病原菌明确后，可根据药敏试验选择用药；药敏不敏感但临床有效者可暂不换药；③疗程足：血培养阴性，经抗生素治疗后病情好转时应继续治疗 5～7d；血培养阳性，疗程 10～14d；有并发症应治疗 3 周以上；④注意药物的毒副作用；1 周以内新生儿，特别是早产儿肝肾功能不成熟，给药次数应减少，每 12～24h 给药 1 次，1 周后每 8～12h 给药 1 次。氨基糖苷类抗生素因可产生耳毒性，因此不主张在新生儿期使用。

（二）对症支持治疗

1.处理严重并发症

（1）抗休克治疗。

（2）清除感染源。

（3）纠正酸中毒和低氧血症。

（4）减轻脑水肿。

2.支持疗法

注意保温，供给足够热卡和液体，维持血糖和电解质在正常水平。

3.免疫疗法

（1）静注免疫球蛋白，每天 300～500mg/kg，3～5d。

（2）重症患者可行交换输血，换血量 100～150mL/kg。

（三）清除感染灶

脐炎局部用 3%过氧化氢、2%碘酒及 75%酒精消毒，每日 2～3 次。

五、医患沟通

和家属沟通方面首先要让家属知道败血症不是白血病。败血症是感染性疾病，及时得当的治疗是完全可以治愈的，白血病是血液系统的恶性肿瘤。但是，败血症疗程也较长，一般来说至少需 10～14d，有并发症者应治疗 3 周以上。另外，家长们也应知道不是每个患儿都肯定能治愈，有的因严重感染导致感染性休克或 DIC 而死亡，且这样的死亡率不低。有的并发化脓性脑膜炎会留有不同程度的神经系统后遗症。对此，家长们应有充分的心理准备。

第三节 新生儿持续肺动脉高压

一、概述

新生儿持续肺动脉高压（PPHN）是由于生后肺血管压力的持续增高使胎儿循环不能正常过渡到新生儿循环，当肺血管压力超过体循环压力时，大量未氧合血经动脉导管及卵圆孔水平右向左分流。引起新生儿青紫，低氧血症，吸高浓度氧发绀不能缓解，也叫持续胎儿循环。

二、病因及发病机制

有原发性和继发性两大类。

（一）原发性

由肺小动脉中层平滑肌增厚，使肺血管床的管腔缩小而致机械性梗阻，使肺动脉压增高。可能与宫内慢性缺氧（血管发育不良），胎盘功能不全，母长期摄入水杨酸或吲哚美辛致动脉导管收缩有关。

（二）继发性

（1）严重低氧血症，酸中毒使肺血管收缩。见于围产期窒息（肺动脉主动收缩，或继发于全身动脉血压增高）、胎粪吸入（MAS）、感染性肺炎及 HMD 等。

（2）继发于肺及肺血管床发育不良，如膈疝、先天性肺发育不良。

（3）其他如心肌损害、心功能不全、红细胞增多症等。

三、临床表现

多见于足月儿、过期产儿、有胎粪污染羊水的病史，早产儿常见于肺透明膜病。

（一）症状

生后 12h 内即可出现症状，有青紫和呼吸增快，但不伴呼吸暂停和三凹征。青紫为全身性，呼吸窘迫与低氧血症不平行，吸高浓度氧青紫多数不能改善，少数病例发

113

绀虽能短暂缓解，但很快又恶化，临床上与发绀型先天性心脏病难以区别。

（二）体征

肺部无明显体征。心脏听诊帮助不大，杂音可有可无。部分患儿胸骨下缘或心尖部可闻及收缩期杂音（三尖瓣和二尖瓣反流所致），心功能不全者有心音低钝，血压下降和末梢循环不良。

四、诊断

（一）筛查试验

凡有严重低氧血症，$PaCO_2$ 接近正常者，如果胸部 X 线检查肺野相对清晰，应疑为 PPHN，可作筛查试验。

1.高氧试验

吸入 80%～100%氧 10min 观察，如为肺实质性疾病则 PaO_2 有所改善，青紫减轻，而 PPHN 或先天性心脏病则无或很少改善。

2.导管前、后血氧差异试验

同时取导管前（颞、右桡动脉）和导管后（左桡、脐或股动脉）动脉血，PaO_2 差＞2kPa（15mmHg）或氧饱和度相差＞10%，表明导管水平有右向左的分流。

3.高氧-高通气试验

可鉴别 PPHN 与青紫型先天性心脏病。用手控加压通气 80～120 次/分，共 10min，使 $PaCO_2$ 下降，动脉血 pH 上升，此法可使 PPHN 患者 PaO_2 上升而青紫型先天性心脏病则无反应。

（二）辅助检查

（1）X 线胸片可见肺血管影减少。

（2）心脏超声检查：心脏超声 Doppler 既可排除先天性心脏病，也可进行肺动脉血流动力学评估，近年来已广泛应用于 PPHN 的诊断。可观察卵圆孔或开放的动脉导管水平有否右向左分流，以多普勒测定左或右肺动脉平均血流速度，流速降低提示肺血管阻力增加，有肺动脉高压。还可以根据肺动脉高压时三尖瓣反流速度计算肺动脉压力。

五、治疗

（一）稳定患儿

1.镇静

苯巴比妥或安定。

2.纠正

酸中毒、低体温、红细胞增多症、低血糖等。

（二）机械通气

高通气法。使 PaO_2 维持在＞80mmHg（10.64kPa），$PaCO_2$ 维持在 35～45mmHg（4.66～6.00kPa），pH 保持在 7.45～7.5。如无肺实质性疾病，可用低压、短吸气时间的通气方式，呼吸频率 60～120 次，PIP 20～25cmH$_2$O，PEE P2～4cmH$_2$O，吸气时间 0.2～0.4 秒，气流量 20～30L/分。如有肺实质性疾病应根据肺原发病做相应调整，可用稍低频率及较长吸气时间通气。

（三）血管扩张剂治疗

1.碱化血液，扩张肺血管：5%碳酸氢钠。

2.血管扩张剂

（1）硫酸镁：镁为钙的拮抗剂，通过作用于前列腺素代谢，抑制儿茶酚胺的释放及减少平滑肌对血管收缩反应起作用。剂量为 200mg/kg，静脉 30min 缓慢输入，然后以 20～50mg/kg·h 静脉滴注。治疗时应监测血浓度，有效血浓度为 2.88～5.67mmol/L。

副作用为低血压和低血钙。注意监测血电解质和血压。

（2）前列腺素开始的剂量为 0.02μg/kg·min，在 4～12h 逐渐增加到 0.06μg/kg·min；维持量为 0.03～0.06μg/kg·min，可用 3～4d。

（3）其他药物：妥拉唑林。

（四）提高体循环血压，逆转右向左分流

保证血容量，不足时补以 5%白蛋白、新鲜血浆或全血；常用多巴胺及多巴酚丁胺以增加心搏出量及维持血压，剂量为 3～5μg/（kg·min），剂量不宜过大。

（五）新疗法

1.体外膜肺法（ECMO）

用于最大限度呼吸机支持加药物治疗无效者。

2.NO 吸入疗法

NO 为内皮细胞衍化舒张因子，是维持血管处于低阻力的重要因素。吸入的 NO 经肺泡弥散到肺血管平滑肌细胞后，活化局部鸟苷酸环化酶使 cGMP 增加，cGMP 是导致血管平滑肌松弛的重要媒介而引起肺血管扩张。

3.NO 加高频振荡通气治疗（HFO）

用常规呼吸机加 NO 或单用 HFO 通气失败者，联合 HFO 通气＋NO 吸入后疗效显著提高，尤其对严重肺实质病变所致的 PPHN，可促进 NO 的有效释放与弥散。

第四节 新生儿高胆红素血症

一、概述

新生儿高胆红素血症又称新生儿黄疸。生后 1 周内黄疸发生率：足月儿 60%，早产儿 80%。有生理性和病理性黄疸之分，区分目的在于及时处理病理性黄疸，防止胆红素脑损伤和肝硬化等。

二、病史采集

（一）黄疸出现时间及特点

出现时间生后＜24h 常考虑新生儿溶血症，2～3d 多见生理性黄疸，也有部分 ABO 溶血症，4～7d 考虑母乳性黄疸、败血症，＞7d 常常由母乳性黄疸、败血症、肝炎和胆道闭锁引起。发展速度快或面色苍白，多提示溶血症；起病隐匿或缓慢进展多考虑肝炎和胆道闭锁。

（二）询问神经系统（胆红素脑病）表现

嗜睡、吮吸无力、尖叫、呼吸暂停、抽搐、发热等。

（三）二便颜色

粪便变浅或白陶土样多提示胆管阻塞，尿颜色深提示尿胆元和（或）胆红素增高，常见于肝炎和胆道闭锁。

（四）易感因素

有无围产期缺氧、感染史、摄入不足（开奶延迟、体重明显下降）、胎便排出延迟或便秘等加重黄疸的因素，有否用过引起黄疸的药物。

（五）家族史

前几胎有无患过新生儿溶血症，G6PD 缺陷病家族史，母亲肝炎史。有否长期黄疸患者。

（六）妊娠史

有无流产、死胎、孕期感染、胎膜早破，产程延长等产时感染的危险因素。

（七）喂养及环境史

母乳还是配方奶。有否接触过樟脑丸、Vit K3、Vit K4 等易致溶血的物质。

三、体格检查

（一）可根据皮肤黄疸部位估计血清胆红素水平

见表 4-1。

（二）肝脾

注意大小和质地。

（三）有无贫血及感染相关体征

皮肤黏膜苍白、苍白与黄疸是否成比例、水肿、心衰、头部包块、瘀斑瘀点、脐部、皮黏膜感染灶。

表 4-1　皮肤黄疸估计血清胆红素对应表

黄疸部位	血清胆红素 mmol/L（±50）
头颈部	100
躯干上半部	150
躯干下半部及大腿	200
臀及膝关节以下	250
手、脚心	>250

（四）注意神经系统（胆红素脑病）体征

肌张力减弱或增高、双眼凝视、角弓反张、原始反射减弱。

四、辅助检查

（一）急查血胆红素水平

血清总胆红素（TB）、结合或直接胆红素（DB）。

（二）常规检查

（1）血常规、肝功能和 TORCH 筛查。

（2）备选检查：①疑诊新生儿溶血症，做新生儿溶血病筛查；②疑诊败血症，测外周血 I/T，PCT（降钙素原），CRP（C-反应蛋白）和血培养，必要时，尿培养和脑脊液检查；③疑诊肝胆道病变，肝胆管超声，必要时，MRCP 检查；④疑诊 G-6-PD 缺陷症，测 G-6-PD 活性和基因；⑤疑诊胆红素脑病，行听觉诱发电位（BAEP），颅脑 CT 或 MRI 检查。

五、治疗原则

治疗要求：尽快降低血清胆红素水平，积极防治胆红素脑病；胆管阻塞应在 2～3 个月内有效诊疗，积极控制胆汁淤积性肝炎，防止胆汁淤积性肝硬化、肝功能衰竭等。

（一）光照疗法

以波长 425～475nm（蓝色），或 510～530nm（绿色）甚至日光均可。可选用光疗箱、光疗灯、光疗毛毯等设备进行。主要用眼罩以防视网膜损伤，穿尿布以防尿液损伤设备电路。光疗指征：①早产儿出现黄疸；②足月儿 TB＞12.9mg/dL；③新生儿溶血性黄疸出现。副作用包括发热、腹泻、皮疹、核黄素缺乏和青铜症。

（二）药物疗法

（1）补液、纠酸。

（2）白蛋白或血浆：白蛋白 1g/kg/次，或血浆 25mL/次可增加与未结合胆红素的联结，减少核黄疸发生。换血前 2～4h 使用可增加胆红素的换出。

（3）静脉免疫球蛋白（IVIG）：用于新生儿溶血症，0.6～1.0g/kg。

（4）减少肠肝循环：肠道微生态制剂，思密达以及茵栀黄等中药。

（三）换血疗法

严重高胆红素血症的抢救治疗措施。换血指征：产前已诊断溶血症，出生时已黄疸，Hb＜120g/L，水肿肝脾大，心衰；总 TB＞342μmol/L（20mg/dL）；已有核黄疸早期表现；早产儿，放宽指征。血源可用同型血或 O 型红细胞＋AB 型血浆，换血量为 2 倍血（2×85mL）可换出 85%致敏红细胞，60%胆红素及抗体，采用经静脉或动静脉双管同步换血。

（四）纠正不利因素

应早开奶；通便，尤其应促进胎便排出。尽快纠正缺氧和脱水。积极控制感染。

六、病情观察及随访要点

（一）黄疸演变

皮肤黄疸累及范围、深浅变化、对光疗者应观察眼眶罩和尿布遮盖处皮肤。根据情况动态检测血清胆红素水平，如微量血胆红素。

（二）警惕胆红素脑病

对确诊或疑诊胆红素脑病患儿及严重黄疸之早产儿，出院后定期随访：①1月内（早产儿以纠正日龄为准），随访新生儿神经行为评分（NBNA），日龄满 50d 后，随访发育商（DQ）；②日龄 42d 后，复查听力筛查，未通过者，建议做 BAEP 检查；③1月龄，完善颅脑 MRI 检查，必要时，1～2 月复查；④若 DQ 或影像学提示脑损伤较重，尽早到康复中心开始康复训练。

（三）如为感染性黄疸

注意肝脾大小和肝功能检查随访，新生儿败血症的非特异性检查的动态检测。

（四）阻塞性黄疸

大小便颜色、肝脾大小、DB/TB 比值变化、尿二胆变化、有无眼结膜干燥斑及出血趋向。随访肝胆超声或 MRI。

第五节　早产儿管理

一、概述

早产儿是指出生时胎龄＜37 周的新生儿，其中出生体重＜1500g 者为极低出生体重儿（VLBW），＜1000g 为超低出生体重儿（ELBW）。在早产儿中，胎龄＜32 周或出生体重＜1500g 者临床问题较多、病死率较高，是早产儿管理的重点。

二、出生前和出生时处理

（一）了解病史

对可能发生早产者，新生儿医师要尽早参与，详细询问病史，了解孕期母亲和胎儿情况，早产的可能原因，有否促胎肺成熟的措施，评估分娩时可能发生的情况，做好出生时的处理准备。

（二）积极复苏

产科并发症可能较多，窒息发生率较高，对窒息儿出生时要积极复苏。

三、保暖

产房温度应保持 27～28℃。出生后迅速将全身擦干，放在预热棉毯中，尽量不让患儿裸露，在复苏处理后尽快放在预热的暖箱中。暖箱相对湿度一般为 60%～80%，胎龄和出生体重越低，暖箱相对湿度要高一些，对超低出生体重儿，暖箱湿度对维持体液平衡非常重要，对出生体重较大（超过 2000g）的早产儿也可以用开放式辐射式保暖床并盖以塑料薄膜进行保暖。

四、呼吸管理

（一）吸氧

头罩、鼻导管和暖箱吸氧。

吸室内空气时经皮血氧饱和度（$TcSO_2$）低于 85%～87%并有呼吸困难者，应给予吸氧。早产儿吸氧必须监测经皮血氧饱和度，严格控制吸入氧浓度，根据 $TcSO_2$ 或血气检测调整吸入氧浓度，一般将 $TcSO_2$ 维持在 88%～93%即可，不宜高于 95%。

（二）持续气道正压呼吸

对有呼吸困难的轻度或早期新生儿呼吸窘迫综合征（NRDS）、湿肺、感染性肺炎及呼吸暂停等病例可使用鼻塞持续气道正压呼吸（CPAP），CPAP 能使肺泡在呼气末保持正压，有助于萎陷的肺泡重新张开。CPAP 压力以 $4～6H_2O$ 为宜，吸入氧浓度根据 $TcSO_2$ 尽快调整至<0.4。及时使用 CPAP 可减少机械通气的使用。

（三）机械通气

如用 CPAP 后病情仍继续加重、$PaCO_2$ 升高>60～70mmHg、PaO_2 下降<50mmHg（6.65kPa），则改用机械通气。一般先用常频机械通气（CMV），根据病情和血气分析调节呼吸机参数。如常频机械通气效果不理想，可使用高频机械通气。

（四）肺表面活性物质（PS）的应用

对诊断或疑诊 NRDS 者应给予 PS 治疗，要早期给药，一旦出现呼吸困难、呻吟，即可给药，不必等到 X 线出现典型 NRDS 改变。剂量每次 100mg/kg 左右，如吸入氧浓度＞0.4 或平均气道压＞8cmH$_2$O，可考虑重复给药，有些重症病例需给 2～3 次。对轻度和早期 NRDS 可采用 PS＋CPAP 方法。预防用药：对胎龄小于 28 周和出生体重小于 1000g 的早产儿，出生时可考虑给予 PS 预防。

（五）呼吸暂停的防治

（1）颈部姿势自然。

（2）刺激呼吸：托背、弹足底，出现青紫需气囊给氧。

（3）药物治疗：氨茶碱：负荷量 4～6mg/kg，静脉滴注，12h 后给维持量每次 2mg/kg，每天 2～3 次，保持血药浓度在 5～15μg/mL，疗程 5～7d。枸橼酸咖啡因、纳洛酮。

（4）频发的阻塞性或混合性呼吸暂停，可使用鼻塞 CPAP。继发性呼吸暂停者，应积极治疗原发病。

（六）支气管肺发育不良（BPD）的防治

（1）呼吸支持。

（2）限制液体量。

（3）糖皮质激素。

（4）抗感染。

（5）营养支持。

五、动脉导管开放（PDA）的治疗

心脏超声检查确定诊断，对并发心功能不全的 PDA 应给予治疗。

（一）限制液体量

一般每天 80～100（mL/kg）。

（二）吲哚美辛

一般静脉滴注，也可口服或栓剂灌肠。布洛芬：布洛芬对肾脏的副作用较吲哚美辛少。

（三）手术治疗

若药物使用 2 个疗程还不能关闭动脉导管，并严重影响心肺功能时，可考虑手术结扎。

六、早产儿脑损伤的防治

（一）颅内出血

主要表现为室管膜下-脑室内出血，预防早产儿颅内出血的主要措施包括：维持血压稳定和血气正常，保持安静。生后常规用 VitK，1mg 静脉滴注，给 1 次。影像学检查是诊断早产儿颅内出血的重要手段，对出生体重<1500g 者在生后第 3～4d 可进行床旁头颅 B 超检查，生后第 14d 和第 30d 随访 B 超，以后还要定期随访，必要时头颅 CT 检查。

（二）脑室周围白质软化（PVL）

PVL 与早产、缺氧缺血、机械通气、低 $PaCO_2$、低血压、产前感染等因素有关，临床症状不明显，可表现为抑制、反应淡漠、肌张力低下、喂养困难，严重者发生脑瘫。B 超是诊断的重要手段，一般损伤 4 周左右软化灶明显。PVL 尚无有效的治疗方法，要重视预防。强调在新生儿期开始早期干预和康复治疗，尽可能减少后遗症。

七、感染的防治

（一）诊断

早产儿产前感染发生率较高，感染部位以败血症和肺炎为多，其他有尿道感染和中枢感染，常发生院内感染。早产儿感染的临床表现不典型，对可疑感染者应做检查，及时诊断。

（二）预防

早产儿感染应以预防为主，要严格遵守消毒隔离制度，尽可能减少接触患儿，减少侵袭性操作，每次检查患儿或操作前，都必须认真洗手。各种监护治疗仪器（监护仪、呼吸机、保暖箱等）要严格消毒。

（三）治疗

根据病原特点和药敏结果选用抗感染药物。

八、保持血糖稳定

（一）低血糖症

凡血糖低于 2.6mmol/L 为低血糖症，早产儿出生后应常规检测血糖，每天 3～4 次，直到血糖稳定。低血糖易导致脑损伤，应积极防治：

（1）早期喂养：对可能发生低血糖症者生后 1h 即开始喂 5% 葡萄糖，生后 2～3h 开始喂奶。

（2）静脉滴注葡萄糖：血糖低于 2.6mmol/L，不论有无症状，应给 10% 葡萄糖 6～8mg/（kg·min）静脉滴注，如血糖低于 1.7mmol/L，应给 10% 葡萄糖 8～10mg/（kg·min）静脉滴注，维持血糖在正常范围。对反复发生或顽固性低血糖症，应积极查找病因，进行病因治疗。

（二）高血糖症

血糖超过 7mmol/L 为高血糖症。如血糖持续超过 15mmol/L，其他治疗方法未奏效时，可应用胰岛素，开始剂量每小时 0.1U/kg，静脉滴注维持，密切监测血糖，根据血糖结果调节剂量。

九、消化问题的处理

（一）胃食管反流的防治

胎龄和出生体重越小发生率越高，常伴有吸入和呼吸暂停。治疗措施主要有：①体位：喂奶速度要缓慢，喂奶后多抱一会，头部和上身抬高 30°，右侧卧位；②药物：

可以使用吗丁啉、小剂量红霉素或西咪替丁。

（二）坏死性小肠结肠炎（NEC）的防治

早产儿易发生。主要防治措施有：①禁食；胃肠减压，肠外营养，胃中有积乳（可从胃管抽取积乳量大于前一次入量 1/3 量来衡量）则不加量或降至前一次量；②防治感染：可用第三代头孢加甲硝唑；③改善循环功能；④外科治疗。

十、营养支持

（一）能量需求

生后第 1 天 30kcal/（kg·d），以后每天增加 10kcal/（kg·d），直至 100～120kcal/（kg·d）。

（二）喂养途径和方法

（1）经口喂养。

（2）胃管喂养：适用于吸吮、吞咽功能不协调的小早产儿，包括间歇胃管法和持续胃管法。

（3）十二指肠喂养：适用于胃潴留较明显和频繁胃食管反流的患儿。

（三）乳类选择

母乳对早产儿有利，但需补充母乳强化剂。可选用早产儿配方乳。

（四）肠道外营养

脂肪和氨基酸用量，从 1.0g/（kg·d）开始，一般最大剂量为 3.0～3.5g/（kg·d）。外周静脉中心置管（PICC）输注营养液，应注意非营养性吸吮。

十一、早产儿贫血的防治

急性贫血通常为失血所致，慢性贫血常发生能够在生后 2～3 周。应注意减少医源性失血，每天记录取血量。药物治疗：用重组促红细胞生成素（EPO），每次 250IU/kg，每周 3 次，皮下注射或静脉滴注，疗程 4～6 周，维生素 E 10mg/d，分 2 次口服。1 周后再给铁剂。输血：对急性贫血，失血超过血容量的 10%，对慢性贫血，如血红蛋白低于 80～90g/L。

十二、早产儿黄疸的治疗

（1）积极防治早期黄疸，因为早产儿易发生胆红素脑病。

（2）早产儿胆汁淤滞综合征的防治：常在生后 3～4 周开始出现阻塞。防治措施包括：尽可能早期肠内喂养，减少肠道外营养的量和时间，防治感染。

十三、早产儿视网膜病（ROP）的防治

（一）积极预防

要积极治疗早产儿各种并发症，减少对氧的需要。合理用氧，监测经皮血氧饱和度，不宜超过 95%，避免血氧分压波动过大。

（二）早期诊断

ROP 早期诊断的关键在于开展筛查，出生体重＜2000g 的早产儿，不论是否吸过氧都应列为筛查对象。筛查时机：生后第 4 周或矫正胎龄 32 周开始。

（三）早期治疗

I期、II期为早期，以密切观察为主，III期是早期治疗的关键。

十四、听力筛查

早产儿易发生许多并发症，需机械通气、长时间在 NICU 监护治疗，这些因素可促使发生听力障碍，生后 3d、30d 各查 1 次，如筛查未通过，需做脑干诱发电位检查，做到早期发现早期治疗。

十五、积极护理

环境舒适，灯光柔和，在保暖箱上盖深颜色的小被单，减少光线刺激，同时要减少噪声。

减少不良刺激，尽量减少不必要的操作，必需的操作尽量集中在一起进行。

严格消毒各种仪器，各种操作要严格无菌。用心电监护仪随时监护，仔细观察，每小时记录 1 次病情变化。

第五章　儿童保健

儿童保健同属儿科学与预防医学的分支，为两者的交叉学科，其主要任务是研究儿童各年龄期生长发育的规律及其影响因素，以通过有效的措施，促进有利因素，防止不利因素，保障儿童健康成长。儿童保健研究涉及的内容包括：儿童的体格生长和社会心理发育、儿童营养、儿童健康促进和儿科疾病的预防及管理等。

自 19 世纪 80 年代初，儿童保健问题，特别是儿童的生存问题显得更为迫切。根据当时全球形势及发展中国家的经济，由联合国儿童基金会发起了一揽子的组合干预措施，简称为 GOBI（即生长监测、口服补液治疗腹泻病、母乳喂养及免疫接种）；以后又推出针对造成婴幼儿死亡的主要疾病，即肺炎及腹泻诊治和转诊转运的简化流程及治疗技术，使儿童的死亡率明显下降。

随着时代的发展，儿童死亡的原因也发生了改变，就"单一问题"开展工作已经不能适应儿童保健的需要。据最新全球资料统计，5 岁以下小儿有 6 种致命性疾病，占死亡率的 70%～90%，这 6 种疾病为急性呼吸道感染（绝大部分为肺炎）（19%）、腹泻病（18%）、疟疾（8%）、麻疹（4%）、HIV/AIDS（3%）及与新生儿有关的疾病，主要为早产、产中窒息及感染（占新生儿期死亡的 37%）；这些疾病绝大部分可以通过不断进步的卫生保健措施预防其发生。

应对这种新情况需要一揽子简单易行但效果显著的方法，并利用这些方法在儿童疾病综合管理（IMCI）的指导下采取综合措施对儿童疾病及营养不良进行有效管理，防止患儿死亡、促进儿童健康成长及发育。

IMCI 在不同层次上有着不同的含义。从患者的角度来看，综合就是病案的管理；从保健的角度来看，综合意味着通过一种服务渠道进行多种形式的服务，例如定期体格检查的同时进行免疫接种，可以为家长提供咨询的机会，密切了医务保健人员与家长之间的关系，使医务保健人员更加关心儿童的营养、体格及社会心理的发育；在机制层次上，综合便是把管理结合起来，支持不同的辅助性保健工作，保障不同层次保健工作的综合性。IMCI 就是成功地将初级保健设施的病案管理和工作任务结合起来，医务保健人员要为他的服务对象提供一整套的技术服务。所以 IMCI 是当今儿童保健的唯一策略，在以上三个层次上同时加强保健的综合，将保健从家庭和社区延伸到初级卫生单位以及转诊机构，并且强调提供咨询和解决问题。IMCI 已被 100 多个国家采纳，我国也开始了相关的工作。

近几年，我国妇幼保健机构与监测网络建设发展很快。三级儿童保健网络建设以及这一网络在城市和农村得到进一步的完善，成为各项儿童保健措施得以成功推广实施的制度保障。截至 2005 年，城市 7 岁以下儿童保健管理率达到 82.3%，农村达到 69.7%，到 2009 年全国 7 岁以下儿童保健管理率平均水平达到 80%。无论在 20 世纪 90 年代初颁布的《九十年代中国儿童发展规划纲要》，还是 21 世纪初颁布的《中国儿童发展纲要（2001～2010 年）》，都将儿童保健管理率作为重要的工作任务指标，凸显了党和政府对于儿童保健网络体系建设的重视与关注。

第一节　各年龄期儿童的保健重点

一、胎儿期及围生期

胎儿的发育与孕母的躯体健康、心理卫生、营养状况和生活环境等密切相关，胎儿期保健主要通过对孕母的保健来实现。

（1）预防遗传性疾病与先天性畸形：应大力提倡和普及婚前男女双方检查及遗传咨询，禁止近亲结婚；应避免接触放射线和铅、苯、汞、有机磷农药等化学毒物；应避免吸烟、酗酒；患有心肾疾病、糖尿病、甲状腺功能亢进、结核病等慢性疾病的育龄妇女应在医师指导下确定怀孕与否及孕期用药，注意孕期用药安全，避免药物致畸；

对高危产妇除定期产前检查外，应加强观察，一旦出现异常情况，应及时就诊。

（2）保证充足营养：妊娠后期应加强铁、锌、钙、维生素 D 等重要营养素的补充。但也应防止营养摄入过多而导致胎儿体重过重，影响分娩和儿童期以及成年后的健康。

（3）预防感染：包括孕期及分娩时。孕妇早期应预防弓形虫、风疹病毒、巨细胞病毒及单纯疱疹病毒的感染，以免造成胎儿畸形及宫内发育不良。分娩时应预防来自产道的感染而影响即将出生的新生儿。

（4）给予良好的生活环境，避免环境污染。注意劳逸结合，减少精神负担和心理压力。

（5）尽可能避免妊娠期并发症，预防流产、早产、异常分娩的发生。对高危孕妇应加强随访。

（6）加强对高危新生儿的监护：对高危妊娠孕妇所分娩的新生儿及早产儿、低体重儿，窒息、低体温、低血糖、低血钙和颅内出血等疾病的高危新生儿应予以特殊监护和积极处理。

二、新生儿期

新生儿期，生后 1 周内的新生儿发病率和死亡率极高，婴儿死亡中约 2/3 是新生儿，<1 周的新生儿的死亡数占新生儿期死亡数的 70%左右。故新生儿保健是儿童保健的重点，而生后 1 周内新生儿的保健是重中之重。因此，在 2005 年的世界卫生组织（WHO）年度报告中，把过去的儿童保健，建议改为新生儿及儿童保健，突出新生儿保健的重要性。

（一）出生时的护理

新生儿娩出后应迅速清理口腔内黏液，保证呼吸道通畅；严格消毒、结扎脐带；记录出生时 Apgar 评分、体温、呼吸、心率、体重与身长；评估后正常新生儿即与母亲同室，应尽早喂母乳。评估为高危的新生儿应送入新生儿重症监护室。新生儿出院回家前应按照新生儿筛查规定进行先天性遗传代谢病筛查（目前卫生部要求开展的有先天性甲状腺功能减退症和苯丙酮尿症筛查）以及听力筛查。

（二）新生儿居家保健

有条件的家庭在冬季应使室内温度保持在 20～22℃，湿度以 55%为宜；保持新生儿体温正常恒定。提倡母乳喂养，指导母亲正确的哺乳方法。新生儿皮肤娇嫩，应保持皮肤清洁，避免损伤。父母应多与婴儿交流，抚摸有利于早期的情感交流。应尽量避免过多的外来人员接触。注意脐部护理，预防感染。应接种卡介苗和乙型肝炎疫苗。

三、婴儿期

婴儿期的体格生长十分迅速，其生长需要大量各种营养素，但婴儿的消化功能尚未成熟，故易发生消化紊乱和营养缺乏性疾病。部分母乳喂养或人工喂养婴儿则应选择配方奶粉。自 4～6 个月开始应添加辅食，为断离母乳做准备。定期进行体格检查，便于早期发现缺铁性贫血、佝偻病、营养不良、发育异常等疾病并予以及时的干预和治疗。坚持户外活动，进行空气浴、日光浴和主、被动体操有利于体格生长。给予各种感知觉的刺激，促进大脑发育。该时期应按计划免疫程序完成基础免疫。预防异物吸入及窒息。

四、幼儿期

由于感知能力和自我意识的发展，对周围环境产生好奇、乐于模仿，幼儿期是社会心理发育最为迅速的时期。该时期应重视与幼儿的语言交流，通过游戏、讲故事、唱歌等促进幼儿语言发育与大运动能力的发展。同时，应培养幼儿的独立生活能力，安排规律生活，养成良好的生活习惯，如睡眠、进食、排便、沐浴、游戏、户外活动等。定期进行体格检查，预防龋齿。由于该时期的儿童已经具备一定的活动能力，且凡事都喜欢探个究竟，故还应注意异物吸入、烫伤、跌伤等意外伤害的预防。

五、学龄前期

学龄前期儿童的智能发展快、独立活动范围大，是性格形成的关键时期。因此，加强学龄前期儿童的教育很重要，应注意培养良好的学习习惯、想象与思维能力，使之具有优良的心理素质。应通过游戏、体育活动增强体质，在游戏中学习遵守规则和与人交往。每年应进行 1～2 次体格检查，进行视力筛查及龋齿、缺铁性贫血等常见病的筛查与矫治。保证充足营养，预防溺水、外伤、误服药物以及食物中毒等意外伤害。

六、学龄期与青春期

此期儿童求知欲强，是获取知识的最重要时期，也是体格发育的第二个高峰期。该时期应提供适宜的学习条件，培养良好的学习习惯，并加强素质教育；应引导积极的体育锻炼，不仅可增强体质，同时也培养了儿童的毅力和意志力；合理安排生活，供给充足营养，预防屈光不正、龋齿、缺铁性贫血等常见病的发生；学习交通规则和意外伤害的防范知识。在青春期应进行正确的性教育，使其了解基本的生理现象，并在心理上有正确的认识。

第二节　儿童保健的具体措施

一、护理

对小儿的护理是儿童保健、医疗工作的基础内容，年龄越小的儿童越需要合适的护理。①居室：应阳光充足、通气良好，冬季室内温度尽可能达到 18～20℃，湿度为 55%～60%。对哺乳期婴儿，主张母婴同室，便于母亲哺乳和料理婴儿。患病者不应进入小儿居室，尤其新生儿、早产儿的居室；②衣着（尿布）：应选择浅色、柔软的纯棉织物，宽松而少接缝，以避免摩擦皮肤和便于穿、脱。存放新生儿衣物的衣柜内不宜放置樟脑丸，以免发生新生儿溶血。新生儿应衣着宽松，保持双下肢屈曲姿势，有利于髋关节的发育。婴儿最好穿连衣裤或背带裤，不用松紧腰裤，以利胸廓发育。

二、营养

营养是保证儿童生长发育及健康的先决条件，必须及时对家长和有关人员进行有关母乳喂养、断乳期婴儿辅食添加、幼儿期正确的进食行为培养、学前及学龄期儿童的膳食安排等内容的宣教和指导。

三、计划免疫

计划免疫是根据小儿的免疫特点和传染病发生的情况而制定的免疫程序，通过有计划地使用生物制品进行预防接种，以提高人群的免疫水平、达到控制和消灭传染病的目的。按照我国卫生部的规定，婴儿必须在 1 岁内完成卡介苗、脊髓灰质炎三价混合疫苗，百日咳、白喉、破伤风类毒素混合制剂，麻疹减毒活疫苗及乙型肝炎病毒疫苗接种的基础免疫。根据流行地区和季节，或根据家长自己的意愿，有时也进行乙型脑炎疫苗、流行性脑脊髓膜炎疫苗、风疹疫苗、流感疫苗、腮腺炎疫苗、甲型肝炎病毒疫苗、水痘疫苗、流感杆菌疫苗、肺炎疫苗、轮状病毒疫苗等的接种。

预防接种可能引起一些反应：①卡介苗接种后 2 周左右局部可出现红肿浸润，8～12 周结痂。若化脓形成小溃疡，腋下淋巴结肿大，可局部处理以防感染扩散，但不可切开引流；②脊髓灰质炎三价混合疫苗接种后有极少数婴儿发生腹泻，但多数可以不治自愈；③百日咳、白喉、破伤风类毒素混合制剂接种后局部可出现红肿、疼痛或伴低热、疲倦等，偶见过敏性皮疹、血管性水肿。若全身反应严重，应及时到医院诊治；④麻疹疫苗接种后，局部一般无反应，少数人可在 6～10d 出现轻微的麻疹，给予对症治疗即可；⑤乙型肝炎病毒疫苗接种后很少有不良反应。个别人可有发热或局部轻痛，不必处理。

四、儿童心理卫生

世界卫生组织（WHO）给健康所下的定义是：不仅是没有疾病和病痛，而且是个体在身体上、精神上、社会上的完满状态。由此可知，心理健康和身体健康同等重要。

（一）习惯的培养

（1）睡眠习惯：①应从小培养儿童有规律的睡眠习惯；②儿童居室应安静、光线应柔和，睡前避免过度兴奋；③儿童应该有相对固定的作息时间，包括睡眠；④婴儿可利用固定乐曲催眠入睡，不拍、不摇、不抱，不可用喂哺催眠；⑤保证充足的睡眠时间；⑥培养独自睡觉。

（2）进食习惯：①按时添加辅食；②进食量根据小儿的自愿，不要强行喂食；③培养定时、定位（位置）、自己用餐；④不偏食、不挑食、不吃零食；⑤饭前洗手；⑥培养用餐礼貌。

（3）排便习惯：东西方文化及传统的差异，对待大小便的训练意见绝对不同。我国多数的家长习惯于及早训练大小便；而西方的家长一切均顺其自然。用尿布不会影响控制大小便能力的培养。

（4）卫生习惯：从婴儿期起就应培养良好的卫生习惯，定时洗澡、勤剪指甲、勤换衣裤，不随地大小便。3岁以后培养小儿自己早晚刷牙、饭后漱口、食前便后洗手的习惯。儿童应养成不喝生水、不食掉在地上的食物和未洗净的瓜果、不随地吐痰、不乱扔瓜果纸屑的良好卫生习惯。

（二）社会适应性的培养

从小培养儿童良好地适应社会的能力，是促进儿童健康成长的重要内容之一。儿童的社会适应性行为是各年龄阶段相应神经心理发展的综合表现，与家庭环境、育儿方式、儿童性别、年龄、性格密切相关。

1.独立能力

应在日常生活中培养婴幼儿的独立能力，如自行进食、控制大小便、独自睡觉、自己穿衣鞋等。年长儿则应培养其独立分析、解决问题的能力。

2.控制情绪

儿童控制情绪的能力与语言、思维的发展和父母的教育有关。婴幼儿的生活需要依靠成人的帮助，父母及时应答儿童的需要有助于儿童心理的正常发育。儿童常因要求不能满足而不能控制自己的情绪，或发脾气，或发生侵犯行为，故成人对儿童的要求与行为应按社会标准或予以满足，或加以约束，或预见性地处理问题，减少儿童产生消极行为的机会。用诱导方法而不用强制方法处理儿童的行为问题可以减少对立情绪。

3.意志

在日常生活、游戏、学习中应该有意识地培养儿童克服困难的意志，增强其自觉、坚持、果断和自制的能力。

4.社交能力

从小给予儿童积极愉快的感受，如喂奶时不断抚摸孩子；与孩子眼对眼微笑说话；抱孩子，和其说话、唱歌；孩子会走后，常与孩子做游戏、讲故事，这些都会增强孩子与周围环境和谐一致的生活能力。注意培养儿童之间的互相友爱，鼓励孩子帮助朋友，倡导善良的品德。在游戏中学习遵守规则，团结友爱，互相谦让，学习与人相处。

5.创造能力

人的创造能力与想象能力密切相关。启发式地向儿童提问题，引导儿童自己去发现问题和探索问题，可促进儿童思维能力的发展。通过游戏、讲故事、绘画、听音乐、表演、自制小玩具等可以培养儿童的想象能力和创造能力。

（三）父母和家庭对儿童心理健康的作用

父母的教养方式和态度、与小儿的亲密程度等与儿童个性的形成和社会适应能力的发展密切相关。从小与父母建立相依感情的儿童，日后会有良好的社交能力和人际关系；父母对婴儿的咿呀学语做出及时的应答可促进儿童的语言和社会性应答能力的发展；婴儿期与母亲接触密切的儿童，其语言和智能发育较好。父母采取民主方式教育的儿童善与人交往，机灵、大胆而有分析思考能力；反之，如父母常打骂儿童，则儿童缺乏自信心、自尊心，他们的戒备心理往往使他们对他人的行为和意图产生误解。父母溺爱的儿童缺乏独立性、任性，且情绪不稳定。父母是孩子的第一任老师，应提高自身的素质，言行一致，以身作则教育儿童。

五、定期健康检查

0～6 岁的散居儿童和托幼机构的集体儿童应进行定期的健康检查，系统观察小儿的生长发育、营养状况，及早发现异常，采取相应干预措施。

（一）新生儿访视

于新生儿出生 28 天内家访 3～4 次，高危儿应适当增加家访次数，主要由社区卫生服务中心的妇幼保健人员实施。家访的目的是早期发现问题，及时指导处理，降低新生儿的发病率或减轻发病的程度。家访内容包括：①了解新生儿出生情况；②回家后的生活情况；③预防接种情况；④喂养与护理指导；⑤体重测量；⑥体格检查，重点应注意有无产伤、黄疸、畸形、皮肤与脐部感染等；⑦咨询及指导。如在访视中发现严重问题应立即转医院诊治。

（二）儿童保健门诊

应按照各年龄期保健需要，定期到固定的社区卫生服务中心儿童保健科进行健康检查，通过连续的纵向观察可获得个体儿童的体格生长和社会心理发育趋势，以早期发现问题，给予正确的健康指导。定期检查的频度：6 个月以内婴儿每月 1 次，7～12 个月婴儿则 2～3 个月检查 1 次，高危儿、体弱儿宜适当增加检查次数。生后第 2 年、第 3 年每 6 个月 1 次，3 岁以上每年 1 次。定期检查的内容包括：①体格测量及评价，3 岁后每年测视力、血压 1 次；②全身各系统体格检查；③常见病的定期实验室检查，如缺铁性贫血、寄生虫病等，对临床可疑的疾病，如佝偻病、微量元素缺乏、发育迟缓等应进行相应的进一步检查。

六、体格锻炼

（一）户外活动

一年四季均可进行户外活动。户外活动可增加儿童对冷空气的适应能力，提高机体免疫力；接受日光直接照射还能预防佝偻病。带婴儿到人少、空气新鲜的地方，开始户外活动时间由每日 1～2 次，每次 10～15min，逐渐延长到 1～2h；冬季户外活动时仅暴露面、手部，注意身体保暖。年长儿除恶劣天气外，鼓励多在户外玩耍。

（二）皮肤锻炼

1.婴儿皮肤按摩

按摩时可用少量婴儿润肤霜使之润滑，在婴儿面部、胸部、腹部、背部及四肢有规律地轻柔捏握，每日早晚进行，每次 15min 以上。按摩可刺激皮肤，有益于循环、呼吸、消化功能及肢体肌肉的放松与活动；同时也是父母与婴儿之间最好的情感交流方式之一。

2.温水浴

温水浴可提高皮肤适应冷热变化的能力，还可促进新陈代谢，增加食欲。冬季应注意室温、水温，做好温水浴前的准备工作，减少体表热能散发。

3.擦浴

7～8 个月以后的婴儿可进行身体擦浴。水温 32～33℃，待婴儿适应后，水温可逐渐降至 26℃。先用毛巾浸入温水，拧至半干，然后在婴儿四肢做向心性擦浴，擦毕再用干毛巾擦至全身皮肤微红。

4.淋浴

淋浴适用于 3 岁以上儿童，效果比擦浴更好。每日 1 次，每次冲淋身体 20～40 秒钟，水温 35～36℃，浴后用干毛巾擦至全身皮肤微红。待儿童适应后，可逐渐将水温降至 26～28℃。

（三）体育运动

1.婴儿被动操

被动操是指由成人给婴儿做四肢伸屈运动，可促进婴儿大运动的发育、改善全身血液循环，适用于 2～6 个月的婴儿，每日 1～2 次为宜。

2.婴儿主动操

7～12 个月婴儿大运动开始发育，可训练婴儿爬、坐、仰卧起身、扶站、扶走、双手取物等动作。

3.幼儿体操

12~18个月幼儿学走尚不稳时，在成人的扶持下，帮助幼儿进行有节奏的活动。18个月至3岁幼儿可配合音乐，做模仿操。

4.儿童体操

如广播体操、健美操，以增进动作协调性，有益于肌肉骨骼的发育。

5.游戏、田径与球类

年长儿可利用器械进行锻炼，如木马、滑梯，还可进行各种田径、球类、舞蹈、跳绳等活动。

七、意外事故预防

儿童意外伤害是5岁以下儿童死亡的首位原因，但是可以预防的。

（一）窒息与异物吸入

3个月以内的婴儿应注意防止因被褥、母亲的身体、吐出的奶液等造成的窒息；较大婴幼儿应防止食物、果核、果冻、纽扣、硬币等异物吸入气管。

（二）中毒

保证儿童食物的清洁卫生，防止食物在制作、储备、出售过程中处理不当所致的细菌性食物中毒。避免食用有毒的食物，如毒蘑菇、含氰果仁（苦杏仁、桃仁、李仁等）、白果仁（白果二酸）、河豚、鱼苦胆等。药物应放置在儿童拿不到的地方；儿童内服、外用药应分开放置，防止误服外用药造成的伤害。

（三）外伤

婴幼儿居室的窗户、楼梯、阳台、睡床等都应置有栏杆，防止从高处跌落。妥善放置沸水、高温的油和汤等，以免造成烫伤。教育儿童不可随意玩火柴、煤气等危险物品。室内电器、电源应有防止触电的安全装置。

（四）溺水与交通事故

教育儿童不可独自或与小朋友去无安全措施的江河、池塘玩水。教育儿童遵守交通规则。

（五）教会孩子自救

如家中发生火灾拨打 119，遭受外来人的侵犯拨打 110，意外伤害急救拨打 120。

第六章 儿科常见疾病护理

第一节 急性上呼吸道感染护理

急性上呼吸道感染简称上感。主要是鼻、鼻咽和咽喉部的急性感染。

一、护理评估

（1）了解患儿既往史、现病史及用药情况。

（2）观察患儿生命体征，是否有呼吸困难、咳嗽、咳痰、发热等症状。

（3）了解患儿辅助检查结果。

二、护理措施

（1）按儿科疾病患儿一般护理常规。

（2）休息：高热患儿应卧床休息。

（3）饮食护理：给予易消化、富含维生素的清淡饮食，多饮水。

（4）病情观察及护理：①密切观察体温变化，体温超过38.5℃时给予物理降温或遵医嘱给予药物降温；②抗病毒：给予抗病毒药物治疗，如病情重，有继发细菌感染或有并发症者可选用抗生素治疗。

三、健康教育

（1）知识宣教：指导家长掌握疾病的预防知识和护理要点。在流行季节，尽量减少去公共场所，并根据气温的变化，及时增减衣物。

（2）活动锻炼：加强体格锻炼，多进行户外活动，增强机体抵抗力。

第二节　急性感染性喉炎护理

喉炎是指喉部黏膜的病菌感染或用声不当所引起的慢性炎症。

一、护理评估

（1）评估患儿是否有上呼吸道感染史。

（2）评估患儿的病情、意识状态、自理能力、合作程度及心理状态。

（3）评估患儿是否有发热、犬吠样咳嗽、呼吸困难等症状；是否继发支气管肺炎、心衰、呼衰、肺炎、窒息、呼吸骤停、心内膜炎等并发症。

（4）了解患儿血常规、胸片等辅助检查结果。

二、护理措施

（1）按儿科疾病患儿一般护理常规。

（2）环境：保持温湿度适宜，以减少对喉部的刺激，减轻呼吸困难。

（3）体位护理：置患儿于舒适体位，及时吸氧，保持安静。

（4）饮食护理：补充足量的水分和营养，进食和喝水时避免患儿发生呛咳。

（5）病情观察：①体温超过 38.5℃时给予物理降温或遵医嘱给予药物降温，防止发生惊厥；②缺氧情况：密切观察患儿病情变化，根据患儿三凹征、喉鸣、发绀与烦躁等表现判断缺氧程度，做好气管切开准备，避免因吸气性呼吸困难导致窒息。

（6）药物应用：①氢化可的松喉部喷雾，可减轻喉部黏膜充血水肿，解除梗阻症状；②遵医嘱给予抗生素、激素治疗，以控制感染、减轻喉头水肿；③必要时按医嘱给予镇静药，但避免使用氯丙嗪，以免喉头肌松弛，加重呼吸困难。

三、健康教育

（1）增强小儿体质，提高抗病能力，做好预防。

（2）对家属进行本病的健康教育，注意预防上呼吸道感染。

第三节　急性支气管炎护理

急性支气管炎是指各种病原体引起的支气管黏膜感染，因气管常同时受累，故又称急性气管支气管炎。

一、护理评估

（1）了解患儿既往史、现病史及用药情况。

（2）观察患儿生命体征，是否有呼吸困难、咳嗽、咳痰、发热等症状。

（3）了解患儿辅助检查结果。

二、护理措施

（1）按儿科疾病患儿一般护理常规。

（2）保持呼吸道通畅：①经常更换体位，定时拍背，利于痰液排出；②指导鼓励患儿有效咳嗽，清除鼻腔分泌物，痰液黏稠者可在雾化后吸痰。

（3）饮食护理：供给足够营养和水分，少食多餐，勿进食太快和太饱，以免引起呛咳或呕吐。

（4）病情观察：①体温超过38.5℃时给予物理降温或遵医嘱给予药物降温，防止发生惊厥；②缺氧情况：喘息性支气管炎患儿常在夜间或清晨时频繁咳嗽，并伴喘息，应密切观察患儿有无缺氧症状，必要时给予氧气吸入。

（5）药物应用：遵医嘱给予抗生素、镇咳祛痰药、平喘药，密切观察药物疗效及不良反应。

三、健康教育

（1）预防感染：呼吸道疾病流行期间，避免到人多拥挤的公共场所，以防交叉感染。

（2）活动锻炼：适当进行户外活动，增强机体对气温变化的适应能力，及时增减衣服，避免过凉或过热。

第四节　支气管哮喘护理

支气管哮喘简称哮喘，是由嗜酸性粒细胞、肥大细胞和 T 淋巴细胞等多种细胞参与的气道慢性炎症性疾病。

一、护理评估

（1）了解患儿的年龄、病情、意识状态、自理能力、合作程度、用药情况、心理状态。

（2）评估患儿过敏史及是否有哮喘发作史；观察患儿是否有喘憋、发绀、紫绀等呼吸困难表现。

（3）评估患儿是否有支气管肺炎、呼吸骤停、呼衰、气胸、纵隔气肿、心律失常、休克、胸廓畸形、发育迟缓等并发症。

（4）检测患儿过敏原情况。

二、护理措施

（1）按儿科疾病患儿一般护理常规。

（2）体位护理：取坐位或半卧位，以利于呼吸，保证充分休息。

（3）保持呼吸道通畅：痰多者给予雾化吸入，及时吸痰，给予鼻导管或面罩吸氧。

（4）饮食护理：给予高维生素、高热量饮食，多饮水，忌食牛奶、蛋、虾、鱼等易过敏食物。

（5）病情观察：①生命体征变化：监测生命体征，密切观察呼吸困难的表现及变化，若出现意识障碍、呼吸衰竭时应及时给予机械通气；②缺氧情况：如患儿出现发绀、大汗淋漓、心律增快、血压下降、呼吸音减弱等表现，应及时报告医生并积极抢救。

（6）药物应用：遵医嘱给予支气管扩张药和肾上腺皮质激素，密切观察药物疗效和不良反应。

（7）心理护理：哮喘发作时，守护并安抚患儿，解除其恐惧、烦躁心理，尽量使患儿安静。

三、健康教育

（1）知识宣教：指导家长及患儿确认哮喘发作的诱因，去除各种诱发因素，有婴儿湿疹、变应性鼻炎、食物或药物过敏史或家族史者应防止接触诱发疾病的过敏原。

（2）用药指导：介绍用药知识，正确、安全用药。

（3）预防感染：预防呼吸道感染，及时就医，以控制哮喘严重发作。

第五节　肺炎护理

肺炎是指不同病原菌及其他因素（如吸入羊水、过敏等）所引起的肺部炎症。

一、护理评估

（1）评估患儿病史。

（2）评估咳嗽性质及痰液的性状，观察有无败血症、感染性休克、急性呼吸窘迫综合征及神经症状，如皮肤、黏膜小出血点、巩膜黄染、神志模糊、烦躁、呼吸困难、嗜睡、谵妄、昏迷等。

（3）了解实验室检查如血常规、X线检查、细菌学检查等结果。

（4）评估患儿及家属的心理状况。

二、护理措施

（1）按儿科疾病患儿一般护理常规。

（2）保持病室环境舒适，空气流通，不同病原体肺炎患儿应分室居住，防止交叉感染。

（3）保持呼吸道通畅：及时清除分泌物，分泌物多者可轻拍患儿背部以协助排痰，痰液黏稠时可行雾化吸入，必要时给予吸痰。

（4）体位护理：置患儿于有利于肺扩张的体位，经常更换体位或抱起患儿，以减少肺部淤血和防止肺不张。

（5）饮食护理：给予易消化、营养丰富的流质、半流质饮食，少食多餐，避免过饱影响呼吸，喂哺应有耐心，防止呛咳。

（6）病情观察：①维持正常体温，高热者按高热护理，注意口腔、皮肤清洁，警惕高热惊厥的发生；②做好并发症的观察及处理。

（7）药物应用：①抗生素：根据不同病原体遵医嘱使用抗生素，原则为早期、联合、足量、足疗程；重症者宜静脉给药，控制输液总量及输液速度，合并充血性心力衰竭时速度宜更慢；②祛痰药：遵医嘱给予祛痰药，对严重喘憋者给予支气管解痉药。

三、健康教育

（1）知识宣教：向患儿家长讲解疾病相关知识和护理措施，指导家长合理喂养，按时预防接种，加强锻炼，避免受凉。

（2）预防感染：积极预防和治疗上呼吸道感染，以免继发肺炎。

第六节　病毒性心肌炎护理

病毒性心肌炎是指病毒侵犯心肌，引起心肌细胞变性、坏死和间质炎症。

一、护理评估

（1）评估有无病毒感染史，病情的进展程度。

（2）评估患儿有无乏力、气短、心悸、胸闷或胸痛。

（3）评估有无并发症：如心力衰竭、心律失常、心源性休克。

（4）评估心电图的改变、心肌酶或心肌梗死三项指标。

二、护理措施

（1）按儿科疾病患儿一般护理常规。

（2）活动与休息：保证充足休息，减轻心脏负担。急性期卧床休息至体温正常后3～4周；恢复期休息时间一般为3～6个月。

（3）饮食护理：给予高热量、高维生素、低脂肪易消化饮食，少量多餐，避免刺激性食物，勿暴饮暴食。有水肿者，限制钠盐及水的摄入量。

（4）病情观察：①观察精神状态、面色、生命体征变化；患儿出现胸闷、气促、心悸时应休息，必要时可给予吸氧；有心力衰竭时应控制输液速度，并及时通知医生处理；②心律失常：有心律失常者应进行持续心电监护，及时纠正心律失常。

（5）药物应用：①洋地黄制剂：剂量应准确（心肌炎患者对洋地黄敏感性增加），用药前测心率，如出现心律失常、恶心、呕吐等症状时应暂停用药，避免洋地黄中毒，及时通知医生配合处理；②血管活性药物：应用输液泵准确控制滴速，避免血压波动过大；③镇静药：烦躁不安者可根据医嘱给予镇静药。

（6）心理护理：向患儿及家长介绍疾病治疗过程和预后，减少其焦虑和恐惧心理。

三、健康教育

（1）休息：向患儿及家属讲解休息对心肌炎恢复的重要性，使其能自觉配合治疗。

（2）用药指导：按医嘱服用心律失常药物，向患儿及家长讲解药物的名称、剂量、用药方法及其不良反应。

（3）预防感染：预防呼吸道、消化道感染，疾病流行期间尽量避免去公共场所。

（4）定期复查。

第七节 病毒性脑炎和脑膜炎护理

病毒性脑膜炎是一组由各种病毒感染引起的软脑膜弥漫性炎症综合征，主要表现为发热、头痛、呕吐和脑膜刺激征，是临床最常见的无菌性脑膜炎。

一、护理评估

（1）评估有无呼吸道、消化道或皮肤感染史。

（2）注意观察精神状态、囟门有无隆起或紧张、患儿有无头痛、呕吐、惊厥、脑膜刺激征等。

（3）了解实验室检查结果如血常规、脑脊液检查等。

（4）评估家长对疾病的了解程度及护理知识的掌握程度，评估家长及患儿有无焦虑或恐惧。

二、护理措施

（1）按儿科疾病患儿一般护理常规。

（2）保持呼吸道通畅：神志不清者，取侧卧位或平卧位，头偏向一侧。昏迷者定时翻身叩背，每 2h 1 次，防止坠积性肺炎。

（3）基础护理：保持皮肤、衣被的清洁、干燥，做好口腔、眼部护理。

（4）饮食护理：昏迷或吞咽困难的患儿应尽早予以鼻饲，保证热量供应，必要时给予静脉营养。神志清楚者给予清淡、易消化饮食，耐心喂养，防止呛咳。

（5）病情观察：①严密观察体温、热型和伴随症状，高热者及时给予降温处理，防止惊厥发生；②观察神志、瞳孔、精神状态及病情变化，及时发现颅内高压及神经系统症状，尽早给予处理。

（6）药物应用：遵医嘱使用镇静、抗病毒、脱水药、激素、脑细胞复苏等药物，观察药物的疗效及不良反应。

三、健康教育

（1）知识宣教：向患儿家长介绍有关疾病的流行病学知识及防护措施。

（2）康复训练：指导家长做好患儿智力训练和瘫痪肢体的功能康复训练，保持肢体的功能位置。

（3）定期随访：有继发癫痫者指导坚持用药，并定期随访。

（4）安全防护：躁动不安者，加强保护，以防自伤及坠床、跌伤。

第八节　小儿腹泻护理

婴幼儿腹泻或称腹泻病是指由多种病原、多种因素引起的，以大便次数增多和大便性状改变为特点的消化道综合征，严重者可引起水、电解质和酸碱平衡紊乱。

一、护理评估

（1）评估喂养方式及营养状况，了解人工喂养患儿用何种乳品、冲调方法、喂养次数及量，了解添加辅食及断奶的情况。

（2）注意腹泻开始的时间，观察大便次数、颜色、性状、量、气味等。评估有无发热、呕吐、腹胀、腹痛、里急后重等症状。

（3）评估肛门周围皮肤有无发红、发炎和破损。

（4）了解实验室检查结果如大便常规、血常规等。

二、护理措施

（1）按儿科疾病患儿一般护理常规。

（2）防止交叉感染：严格执行消毒隔离措施，预防交叉感染。

（3）皮肤护理：保持会阴及肛周皮肤清洁、干燥。

（4）饮食护理

①腹泻患儿除严重呕吐者暂禁饮食 4～6 h 外，一般不需要严格禁食。

②母乳喂养者继续哺乳，暂停辅食；人工喂养者可喂以等量米汤、稀释的牛奶或其他代乳品，腹泻次数减少后，给予半流质饮食，由少量多餐逐渐到正常饮食。

③病毒性肠炎患儿改用无乳糖奶粉或豆制代用品，以减轻腹泻，缩短病程。

（5）观察病情：①生命体征观察：严密监测生命体征变化，体温过高时应给患儿多饮水或行物理降温，注意及时擦干汗液和更换衣服；②排便情况：观察和记录排便次数、粪便颜色、气味、性质及量的变化；③并发症的观察：观察有无脱水、代谢性酸中毒、低血钾等临床表现，发现异常及时通知医生并处理。

（6）药物应用：静脉用药应遵守先快后慢、先盐后糖、先浓后淡、见尿补钾、抽搐补钙的补液原则。

三、健康教育

（1）合理喂养：提倡母乳喂养，添加辅食循序渐进。

（2）卫生宣教：保持食物新鲜、清洁，培养儿童良好的卫生习惯。

（3）预防感染：感染性腹泻应注意消毒隔离，做好食具、尿布、玩具的消毒，防止交叉感染。

第九节　惊厥护理

惊厥是指全身或局部骨骼肌群突然发生不自主收缩，以强直性或阵挛性收缩为主要表现，常伴意识障碍。

一、护理评估

（1）评估患儿的生命体征、年龄、自理能力。

（2）评估患儿家族史、抽搐发作的形式、诱因、持续时间。

（3）评估有无外伤、脑缺氧、偏瘫等并发症。

（4）评估脑电图、核磁共振、化验结果和辅助检查。

二、护理措施

（1）按儿科疾病一般护理常规护理。

（2）保持环境安静，减少刺激，一切检查、治疗、护理集中进行。

（3）保持呼吸道通畅。患儿平卧，头偏向一侧，解开衣领，以免引起窒息或吸入性肺炎。

（4）给予患儿高热量流质或半流质饮食，不能进食者，鼻饲或静脉营养。

（5）遵医嘱给予吸氧，憋气或窒息者，立即施行人工呼吸和吸痰。

（6）遵医嘱应用止惊药物，密切观察用药反应。

（7）密切观察患儿 T、P、R、神志、瞳孔的变化，发现异常及时报告医师。

（8）高热者应立即给予降温处理，以防诱发惊厥。

（9）严密观察惊厥类型、发作时间和次数，防止舌咬伤和坠床。如有异常改变，及时报告医师。

（10）降低颅内高压。对有意识障碍和反复呕吐、持续惊厥、血压升高、呼吸不规则患儿，遵医嘱给予脱水疗法。在使用脱水剂时，要按要求速度输入，防止外渗。

三、健康教育

（1）向患儿家长做好健康教育，解释惊厥的病因和诱因，指导家长掌握预防惊厥的措施，高热惊厥容易复发，提前告知家长一旦出现高热及时降温。

（2）对惊厥发作时间较长的患儿应指导家长有无神经系统后遗症，如耳聋、肢体活动障碍、智力低下等，告诉家长定期随访的重要性。

（3）教会家长观察患儿发生惊厥时的表现，若出现双眼上翻、四肢强直抽搐等，应立即实施简单的急救措施，如掐人中等，并立即就医。

第十节　手足口病护理

手足口病是由肠道病毒引起的传染病，主要临床表现为手、足、口腔等部位的斑丘疹、疱疹。

一、护理评估

（1）评估患儿神志、意识、生命体征的变化。

（2）评估患儿手、足、口和臀部的出疹情况。

（3）评估患儿有无并发症的表现。

二、护理措施

（一）维持正常体温

保持室内合适温湿度，患儿衣被不宜过厚，汗湿的衣被及时更换。密切监测患儿体温并记录，及时采取物理降温或药物降温措施。鼓励患儿多饮水，以补充高热消耗的大量水分。

（二）口腔、饮食护理

给予患儿营养丰富、易消化、流质或半流质饮食，以减少对口腔黏膜的刺激。保持口腔清洁，进食前后用生理盐水漱口。有口腔溃疡的患儿可将维生素 B_2 粉剂直接涂于口腔溃烂部位，或涂以碘甘油，以消炎止痛，促进溃疡面愈合。

（三）皮肤护理

保护患儿衣被清洁，剪短患儿指甲以免抓破皮疹。手足部疱疹未破溃处涂炉甘石洗剂或 5%碳酸氢钠溶液；疱疹已破溃者、有继发感染者，局部用抗生素软膏。臀部有皮疹的患儿，保持臀部清洁干燥，及时清理患儿的大小便。

（四）病情观察

密切观察病情，尤其重症患儿。若患儿出现烦躁不安、嗜睡、肢体抖动、呼吸及心率增快等表现时，提示有神经系统受累或心肺功能衰竭的表现，应立即通知医生，并积极配合治疗，给予相应护理。保持呼吸道通畅，积极控制颅内压，酌情使用糖皮质激素，静脉使用人血丙种球蛋白等治疗。使用脱水剂等药物治疗时，应观察药物的作用及不良反应。

（五）消毒隔离

病房每天开窗通风 2 次，并定时消毒病房内空气及患儿用物。医护人员接触患儿前后均要消毒双手。尽量减少陪护及探视人员，并做好陪护宣教，要求勤洗手、戴口罩等。

三、健康教育

应向家长介绍手足口病的流行特点、临床表现及预防措施。不需住院治疗的患儿可在家中隔离，教会家长做好口腔护理、皮肤护理及病情观察，如有病情变化应及时到医院就诊。流行期间不要带孩子到公共场所，并教会孩子养成良好的卫生习惯，加强锻炼，增强机体抵抗力。

参考文献

[1]徐荣谦，孙德仁. 中医儿科学基础与亚健康[M]. 北京：中国中医药出版社，2016.

[2]崔明辰，王振敏. 儿科学[M]. 西安：第四军医大学出版社，2015.

[3]申昆玲. 儿科临床操作技能[M]. 北京：人民卫生出版社，2016.

[4]高宝勤，史学，王雅洁，等. 儿科疾病学[M]. 北京：高等教育出版社，2014.

[5]陈忠英. 儿科疾病防治[M]. 西安：第四军医大学出版社，2015.

[6]李伟伟，王力宁. 儿科中西医结合诊疗手册[M]. 北京：化学工业出版社，2015.

[7]文飞球，王天有. 儿科临床诊疗误区[M]. 长沙：湖南科学技术出版社，2015.

[8]赵春，孙正芸. 临床儿科重症疾病诊断与治疗[M]. 北京：北京大学医学出版社，
2015.

[9]李德爱，陈志红，傅平. 儿科治疗药物的安全应用[M]. 北京：人民卫生出版社，
2015.

[10]刘秀香，赵国英. 儿科诊疗常见问题解答[M]. 北京：化学工业出版社，2015.

[11]江载芳，申昆玲，沈颖. 诸福棠实用儿科学[M]. 8版. 北京：人民卫生出版
社，2018.

[12]甘卫华. 儿科临床处方手册[M]. 南京：江苏科学技术出版社，2014.

[13]罗小平，刘铜林. 儿科疾病诊疗指南[M]. 北京：科学出版社，2014.

[14]武君颖，王玉玲. 儿科护理[M]. 3版. 北京：科学出版社，2018.

[15]张玉兰，王玉香. 儿科护理学[M]. 4版. 北京：人民卫生出版社，2018.

[16]范玲，沙丽艳. 儿科护理学[M]. 3版. 北京：人民卫生出版社，2018.

[17]郝群英，魏晓英. 实用儿科护理手册[M]. 北京：化学工业出版社，2018.